24.—

Die Universitätskliniken im Spannungsfeld zwischen Gesundheitspolitik und Forschungsauftrag

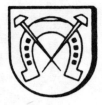

Blaubeurer Symposien

Herausgegeben von
Richard Brinkmann
Alfred Gierer
Walter Jens

Die Universitätskliniken im Spannungsfeld zwischen Gesundheitspolitik und Forschungsauftrag

Sechstes Blaubeurer Symposion
vom 29.–31. März 1990

Herausgegeben von

Hans Dierck Waller, Dietrich Rössler
und Georg Sandberger

Attempto Verlag Tübingen

CIP-Titelaufnahme der Deutschen Bibliothek

**Die Universitätskliniken im Spannungsfeld zwischen Gesundheits-
politik und Forschungsauftrag** / 6. Blaubeurer Symposion vom
29.–31. März 1990. Hrsg. von Hans Dierck Waller ... –
Tübingen : Attempto-Verl., 1991
(Blaubeurer Symposien) ISBN 3-89308-132-1
NE: Waller, Hans Dierck [Hrsg.]; Blaubeurer Symposion <06, 1990>

ISBN 3-89308-132-1 Ln.

© Attempto Verlag Tübingen GmbH
Lektorat: Hubert Klöpfer, Tübingen
Satz: Klaus Meyer, Tübingen
Druck: Gulde-Druck GmbH, Tübingen
Printed in Germany

Inhalt

Vorwort

Veranstalter und Teilnehmer des hier dokumentierten Symposions sind der Universität Tübingen, vor allem dem wissenschaftlichen Leiter und dem Beirat des Heinrich-Fabri-Institutes zu aufrichtigem Dank verpflichtet dafür, daß dieses Symposion so kurzfristig geplant und durchgeführt werden konnte. Schon die Aufnahme des Themas in die Reihe der Blaubeurer Symposien war nicht selbstverständlich. Sie ist Ausdruck des Gewichts, das den Problemen der Universitätskliniken heute zugemessen werden muß.

Besonderer Dank gilt dem Präsidium der Universität Tübingen, dem Universitätsbund und − nicht zuletzt − der Breuninger-Stiftung, die durch ihre großzügige Förderung dieses Symposion unterstützt und sowohl dessen Durchführung wie die Publikation dieses Bandes ermöglicht haben.

Hans Dierck Waller
Dietrich Rössler
Georg Sandberger

Einführung

von Hans Dierck Waller

Innovative Grundlagenforschung ist in den deutschen Universitätskliniken im Gegensatz zu angelsächsischen, skandinavischen und japanischen Kliniken sehr erschwert und findet daher nur begrenzt statt. Sie hat wegen der starken klinischen und administrativen Belastung der Kliniker, aber auch wegen mancher verkrusteter Strukturen in den Kliniken, häufig den Charakter einer »Feierabendforschung« und ist damit zur Angelegenheit eines kleineren Kreises besonders Engagierter geworden.

Das 6. Blaubeurer Symposion der Tübinger Universität führte zur Analyse der Probleme in der klinischen Forschung in Deutschland hohe Vertreter des Bundesministeriums für Jugend, Familie, Frauen und Gesundheit, Gesundheitspolitiker, leitende Beamte der Ministerien für Wissenschaft und Kunst sowie der Justiz des Landes Baden-Württemberg, Vertreter von Wissenschaftsrat und Deutscher Forschungsgemeinschaft, Professoren der Medizinischen Fakultäten der Universitäten Freiburg, Jena, Ulm und Tübingen und die Leitung der Universität Tübingen zusammen. Im Titel »Die Universitätskliniken im Spannungsfeld zwischen Gesundheitspolitik und Forschungsauftrag« ist bereits das Programm des Symposions umrissen.

Zeitpunkt und Begründung für dieses Symposion haben ihre Ursachen nicht nur in der zunehmenden Unzufriedenheit der Kliniker an den Universitätskliniken mit ihrem Selbstverständnis, sondern auch in den bestehenden Fragen in der Öffentlichkeit nach der Effektivität unserer Universitätskliniken in Forschung und Lehre. Sicher läßt sich diese Kritik nicht verallgemeinern, sie gilt jedoch für viele Bereiche der medizinischen Forschung. Von der Kritik sind nicht die Dienstleistungen der Universitätskliniken in der medizinischen Versorgung der Bevölkerung betroffen — ihr Standard ist international sehr hoch einzuschätzen.

Die Einbettung der Universitätskliniken als Krankenhäuser der Maximalversorgung in die Krankenhausbedarfspläne hat zu einer immer stärker werdenden Überlastung der Kliniken mit Schwerkranken geführt, die in Diagnostik und Therapie außerordentlich hohe Anforderungen an Personal und Einrichtungen stellen. Zwei Drittel des Haushaltes eines Universitätsklinikums machen etwa bereits die Personalkosten aus. In den kleineren und mittleren Universitätsstädten kommen noch die Aufgaben eines Kreiskrankenhauses – und häufig auch die eines geriatrischen Krankenhauses hinzu. Die Folgen des veränderten Krankengutes sind einmal Einschränkungen im Studentenunterricht, vor allem bei der praktischen Unterweisung, bei unverantwortlich hohen Studentenzahlen. Zum anderen ist durch die Überlastung der Kliniken die Begrenzung der Möglichkeiten zur wissenschaftlichen Arbeit zu nennen. Das Spannungsfeld zwischen Dienstleistungsaufgaben und Forschungs- und Lehrauftrag liegt hier geradezu offen. Durch die zunehmende Belastung des Pflegepersonals im Krankenhausbetrieb wird die Situation besonders in der klinischen Forschung noch zusätzlich kompliziert. Alle Bemühungen, durch strukturelle Maßnahmen, Änderungen der Approbationsordnung oder auch zum Teil vielleicht *zu* gestreute Förderung der Forschung dieser Entwicklung Einhalt zu gebieten, haben bisher nicht zu einem befriedigenden Ergebnis geführt.

Im einzelnen galt es in Blaubeuren die folgenden Fragen zu diskutieren und gemeinsam nach Antworten zu suchen:

Liegt die Begrenzung für Forschung und Lehre in der Überbetonung maximaler Dienstleistungsaufgaben für die Universitätskliniken – verbunden mit einer ständig zunehmenden Aufsplitterung der Kliniken in immer neue Spezialeinheiten?

Hat sie ihre Ursachen in der Vermischung von Aufgaben der Krankenversorgung mit denen der Forschung und Lehre, wie sie in den deutschen Universitätskliniken traditionell ist?

Ist sie dadurch zu erklären, daß in unseren Kliniken die zwingend notwendige Integration der Naturwissenschaften, insbesondere der Biologie, behindert wird – vor allem durch die wenig flexible Approbationsordnung, die den Fächerkanon vorschreibt?

Hat diese Begrenzung womöglich auch damit zu tun, daß in den Kliniken eine professionelle Wissenschaft mit Naturwissenschaftlern, Informatikern und Ingenieuren an humanmedizinischen Fragestellungen nur begrenzt möglich ist, da deren Stellen auf den Personalschlüssel der Krankenversorgung und auf die Lehrkapazität für den Studentenunterricht angerechnet werden?

Wird sie dadurch verursacht, daß den Grundlagenforschern aus Medizin, Naturwissenschaft, Informatik oder Technik innerhalb der Hierarchie in den Kliniken keine befriedigende Eigenständigkeit und damit auch keine attraktiven Zukunftsperspektiven geboten werden oder geboten werden können?

Oder wirkt sich ungünstig aus, daß ein Teil der Mittel für Forschung und Lehre zum Abdecken von Defiziten in der Finanzierung der Krankenversorgung benutzt werden muß?

Sicher haben nicht einzelne, sondern alle angesprochenen Faktoren zusammen und noch weitere nicht genannte Gründe dazu geführt, daß das hohe Ansehen der deutschen medizinischen Grundlagenforschung, das sie sich bis in die dreißiger Jahre erworben hatte, in den letzten Jahrzehnten deutlich abgenommen hat. Hier wird auch den historischen Gründen dieser Entwicklung nachzugehen sein.

Ein wichtiger Diskussionsgegenstand war, ob die in Deutschland traditionelle Einheit von Krankenversorgung, Unterricht und Forschung, die die Universitätskliniken zu einem integralen Bestandteil der Universitäten macht, beizubehalten ist – es gibt vieles, was dafür spricht –, oder ob – wie in den angelsächsischen Ländern – eine völlige Trennung von Krankenversorgung mit eigenem Träger für Lehre und Forschung in der Verantwortung einer Medical School oder Universität anzustreben ist. Für diese Trennung gibt es ebenfalls positive und negative Erfahrungen und Argumente. Das Beibehalten der Einheit von Klinik, Forschung und Lehre würde es dringend erforderlich machen, den Universitätskliniken im Krankenhausbedarfsplan einen Sonderstatus zu geben. Er sollte es ihnen erlauben, sich von zur Routine gewordenen Spezialaufgaben zu entlasten und innerhalb der klinischen Abteilungen Sektionen oder Research Groups auf Zeit und auch auf Dauer einzurichten, denen in eigener Verantwortung die Grundlagenforschung und die angewandte Forschung an humanmedizinischen Fragestellungen obliegt.

Die kurz angeschnittenen Fragen und Problemkreise gehören gleichermaßen zum Aufgabenkatalog und in die Verantwortung von Politikern und Ministerialbeamten, wie auch Medizinern und Wissenschaftlern, die sich mit den Universitäten zu befassen haben. Bei der Programmgestaltung des 6. Blaubeurer Symposions wurden daher zu jedem Thema die spezifischen Aspekte aller drei beteiligten Gruppen berücksichtigt. Als Ergebnis des Unternehmens wurde erwartet, daß ein Konsens in der gemeinsamen Verantwortung erreicht würde, nämlich der medizinischen Forschung in Deutschland unter Berücksichtigung der vorhandenen Möglichkeiten und Ressourcen wieder neue Impulse zu geben.

Zur Geschichte der Universitätskliniken. Mit einem besonderen Blick auf die Veränderungen seit dem Zweiten Weltkrieg

von Dietrich von Engelhardt

I. Einführung

Die Geschichte des Krankenhauses hat noch nicht ihr Ende gefunden; das trifft für die Universitätsklinik in besonderem Maße zu. Die Veränderungen beziehen sich auf alle Bereiche: auf die Organisation, die medizinische Betreuung, den Pflegedienst, das Verhältnis zur Gesellschaft und noch allgemeiner auf die Kultur, in die die Medizin als Theorie wie Praxis eingelagert ist.

Über das Krankenhaus wird seit einigen Jahren intensiv diskutiert. Seine Bedeutung für das Leben des Menschen ist groß.[1] Krankheit bedeutet heute nur zu oft einen Aufenthalt im Krankenhaus; fast zwei Fünftel der Bevölkerung lagen schon mehrfach im Krankenhaus. Menschen werden im Krankenhaus geboren, Menschen sterben dort. Groß sind deshalb die Erwartungen, aber nicht selten auch die Ängste der Patienten. Im Ernstfall will allerdings kaum jemand auf die Intensivstation, auf die medizinische Technik verzichten. Alternativmedizin und Reparaturmedizin stellen in Wahrheit keine Alternative dar; Naturwissenschaft und Humanität lassen sich verbinden. Nicht selten steht hinter der Kritik am Krankenhaus und der Medizin die Unfähigkeit, die Endlichkeit des Lebens, den Tod zu akzeptieren.

---

[1] Zum »Krankenhaus heute«: *Institut für Demoskopie Allensbach* (Hrsg.), Krankenhaus und Zeitgeist. Wuppertal 1978; H. BEGEMANN (Hrsg.), Patient und Krankenhaus. München 1976; A. CARTWRIGHT, Human relations and hospital care. London 1964; K. ENGELHARDT, A. WRIGHT und L. KINDERMANN, Kranke im Krankenhaus. Stuttgart 1973; ELIOT FREIDSON, The hospital in modern society. New York 1963; *Infas*, Zur Humanität im Krankenhaus. Endbericht im Auftrag des Bundesministers für Arbeit und Sozialordnung. Bonn 1980; H. H. RASPE, Aufklärung und Information im Krankenhaus. Göttingen 1983; J. J. ROHDE, Soziologie des Krankenhauses. Stuttgart 1962, ²1974; H. SCHELSKY, »Die Soziologie des Krankenhauses im Rahmen der Soziologie der Medizin«, in: Der Krankenhausarzt 31 (1958), S. 169–176, auch in: DERS., Auf der Suche nach der Wirklichkeit. Düsseldorf / Köln 1965, S. 222–237.

2   Dietrich von Engelhardt

Mit der Universitätsklinik sind spezifische Aspekte verbunden; die historische Betrachtung wie die gegenwärtige Analyse müssen sich naturgemäß neben der Therapie auf die Bereiche Forschung und Ausbildung konzentrieren, die ebenfalls in der Öffentlichkeit zu engagierten Diskussionen geführt haben. Regionale wie disziplinäre Unterschiede spielen eine große Rolle. Die Unterscheidung von privaten und staatlichen Universitätskliniken in den USA findet sich in der Bundesrepublik nicht, sieht man einmal von der anthroposophisch orientierten Universität Herdecke und ihren medizinischen Einrichtungen ab; die Verbindung von Forschung, Ausbildung und medizinischer Versorgung an den psychiatrischen Universitätskliniken ist nicht identisch mit den entsprechenden Kliniken der Inneren Medizin oder Chirurgie.

Die Entwicklung der Universitätsklinik muß auf die allgemeine Geschichte des Krankenhauses, auf die Geschichte der medizinischen Ausbildung, auf die Geschichte der medizinischen Forschung und zugleich auf sozialkulturelle Veränderungen bezogen werden, die sich auf die Einstellung der Menschen gegenüber Geburt, Krankheit und Tod, auf ihren Umgang mit dem Arzt, den Pflegepersonen, der medizinischen Institution sowie den Wissenschaften ausgewirkt haben.[2]

---

2 Zur Geschichte des Hospitals, der Universitätsklinik und medizinischen Ausbildung: WALTER ARTELT, Das Bauprogramm unserer medizinischen Fakultäten, geschichtlich gesehen. Rede beim Antritt des Rektorats. Frankfurt a. M. 1963 (= Frankfurter Universitätsreden, 30); ARTHUR CHARLES BACHMEYER (Hrsg.), The hospital in modern society. New York 1943 (98 Autoren, 145 Artikel); A. CASTIGLIONI, »Una pagina di storia dell' insegnamento clinico (da Padova a Leida)«, in: Nederlands Tijdschrift voor Geneeskunde 82 (1938) (IV), S. 4878−4890; H.-H. EULNER, Die Entwicklung der medizinischen Spezialfächer an den Universitäten des deutschen Sprachgebietes. Stuttgart 1970; LINDSAY GRANSHOW und ROY PORTER (Hrsg.), The hospital in history. London 1989; E. HEISCHKEL, »Die Entwicklung der klinischen Anstalten«, in: PAUL DIEPGEN und PAUL ROSTOCK (Hrsg.), Das Universitätsklinikum in Berlin. Berlin 1939, S. 16−52; D. JETTER, »Die ersten Universitätskliniken westdeutscher Staaten«, in: Deutsche Medizinische Wochenschrift 87 (1962), S. 2037−3042; D. JETTER, Geschichte des Hospitals, Bd. 1−5. Wiesbaden 1966−1982; A. MURKEN, Vom Armenhospital zum Großklinikum. Die Geschichte des Krankenhauses vom 18. Jahrhundert bis zur Gegenwart. Köln 1988; C. D. O'MALLEY (Hrsg.), The history of medical education. Los Angeles / London 1970; JULIUS PETERSEN, Hauptmomente in der älteren Geschichte der medicinischen Klinik. Aus dem Dänischen (1890). Nachdruck Hildesheim 1960; T. PUSCHMANN, Geschichte des medicinischen Unterrichts. Leipzig 1899; F. VON RECKLINGHAUSEN, Die historische Entwicklung des medi-

II. Historische Entwicklung

1. Mittelalter

Die Universitätsklinik ist aus dem Hospital des Mittelalters und dem Krankenhaus der Neuzeit entstanden. Die Idee des Hospitals, das Wissenschaftsverständnis und die Struktur der Universität jener Zeit zielen nicht auf die Entwicklung von Universitätskliniken. Nach den antiken Institutionen der Therapie (Tempelmedizin), der Pflege von Soldaten und Aufnahme von Reisenden (Valetudinarien, Xenodochien) kommt es im Mittelalter zur Entstehung des Hospitals. Xenodochium meint ursprünglich »Fremdenheim« als eine von Christen geschaffene Stätte für Arme und Kranke. In Rom wird im Jahre 380 n. Chr. das erste Hospital von der Römerin Fabiola eingerichtet. Ein Vorbild für alle späteren Hospitalgründungen ist das von Basileios dem Großen 369 in Caesaria in Kappadokien erbaute Hospital. Benedikt von Nursia (ca. 480—543) nimmt in seine Klosterregel an zentraler Stelle auch die Krankenpflege auf und gibt damit zugleich dem Aufbau des Klosters eine spezifische Gestalt: Speisezimmer (Refektorium), Schlafraum (Dormitorium), Krankenstube (Infirmarium), Büchersaal (Bibliotheca), Schreibstube (Scriptorium), Kräutergarten (Hortulus). Ausdrücklich heißt es in seiner Regel: »Für die kranken Brüder soll eine eigene Zelle und ein gottesfürchtiger, fleißiger und sorgfältiger Wächter zur Verfügung gestellt werden«.

Xenodochien breiten sich in Mitteleuropa seit dem 6./7. Jahrhundert aus, verstärkt seit dem 8./9. Jahrhundert an den Pilgerwegen, Alpenpässen, Flußübergängen, in der Nähe von Wallfahrtsorten und dann vor allem in Klöstern; allmählich wird ›Xenodochium‹ durch ›Hospitium‹ ersetzt. Die Zunahme der Lepra trägt ihrerseits zur Entwicklung bei; die Anzahl der Leprosorien wird auf 19 000 in Europa geschätzt. Differenzierung bestimmt die Situation; private wie staatliche Stellen, Klöster wie Ritterorden und Kommunen richten Hospitäler ein, unterschiedlich ist die rechtliche Lage, ebenso weichen Reichtum, Versorgung und Größe des Hospitals erheblich

cinischen Unterrichts. Rede, gehalten am 1. Mai 1883. Straßburg 1883; S. REICKE, Das deutsche Spital und sein Recht im Mittelalter. Stuttgart 1932, Neudruck Amsterdam 1961; H. SCHADEWALDT und J. H. WOLF (Hrsg.), Krankenhausmedizin im 19. Jahrhundert. Verhandlungen des Medizinhistorischen Symposiums aus Anlaß des 65. Geburtstages von Prof. Dr. med. Dr. h. c. mult. Heinz Goerke am 11. und 12. Dezember 1982. München 1983; J. D. THOMPSON, The hospital: A social and architectural history. New Haven 1975.

voneinander ab. Dem kommunalen und privaten Engagement entspricht der Aufschwung der Städte und des Bürgers im hohen Mittelalter.

Mitleid (Misericordia) und Liebe (Caritas) stehen über dem Hospital des Mittelalters; Beistand ist wichtiger als Therapie, *caring* wird *curing* übergeordnet, Forschung und Lehre gehören nicht zu den eigentlichen Aufgaben. Hospital meint im Unterschied zum Krankenhaus der Moderne eine Einrichtung für Bedürftige aller Art: für Findelkinder, Arme, Pilger, Alte, Prostituierte — und unter ihnen auch kranke Menschen. Die Aufnahme und Pflege, die hier geboten werden, richten sich immer über den Einzelmenschen hinaus auf Jesus Christus, nach dem Wort des Matthäusevangeliums (25,40): »Was immer ihr einem dieser meiner geringsten Brüder getan habt, das habt ihr mir getan«. Grundlegend ist die optische und akustische Verbindung von Bett und Altar; im französischen »Hôtel-Dieu« hat sich die Bedeutung des Hospitals als Haus Gottes sprachlich noch erhalten. Gesundheit, Krankheit und Tod werden im Medium des Glaubens erlebt, sie sind auf den eschatologischen Verlauf von der Konstitution (Paradies) über die Destitution (irdisches Leben) zur Restitution (Heilsende) bezogen. Therapie meint Heilsgeschichte, der Arzt orientiert sich an dem Heiland, der Heil verspricht und bringt (Christus Medicus), der Kranke findet an dem leidenden Sohn Gottes (Passio Christi) sein tröstendes Vorbild.

Mit dem 12./13. Jahrhundert setzt ein bedeutender Wandel ein. Der Mönchsarzt wird zunehmend säkularisiert, Medizin verpflichtet sich dem Diesseits, die Kreuzordnung des Hospitals wird zugunsten von Säulenreihen in Abteilungen aufgegeben. Zunehmend bieten Hospitäler Therapie an und verstärkt stellen sie Ärzte ein. Länder der Hospitalentwicklung sind vor allem Frankreich, Spanien, England, Deutschland und auch Italien; 1339 besitzt Florenz 30 Spitäler mit 1000 Betten. Entscheidend ist die Ärzteordnung Friedrichs II. von 1240; ihre Bestimmungen werden die Grundlage der späteren Studien- und Approbationsordnungen.

Aber auch fernere Länder und Städte sind zu nennen, etwa Jerusalem: Hier wird die Hospitalordnung der Johanniter 1182 mit wichtigen Statuten eingeführt, aufgegriffen dann auch vom Deutschen Orden für seine Hospitalgründungen. Die Anstellung von vier Ärzten wird angeordnet, »welche die Eigenarten des Harns und die verschiedenen Krankheiten zu unterscheiden verstehen und dafür Heilmittel verabreichen können«. Weitere Festlegungen betreffen das Krankenbett, den Umgang mit den Toten, die leibliche und geistige Versorgung der Kranken unter dem Leitgedanken: »ihnen darreichen, was sie brauchen und ihnen ohne Zank und ohne Klage Dienst tun.

Denn durch diese Wohltat können sie sich die Teilhabe an der Himmelsglorie verdienen.« In Byzanz entsteht 1136 das Pantokratorhospital, das sieben Spezialabteilungen unter amtlicher Aufsicht und auch eine Ärzteschule enthält. Die Spitäler der Araber werfen immer wieder Fragen der Priorität auf. Von dem 1154 in Damaskus errichteten Bismaristan (= Haus der Kranken) wird überliefert, daß der Arzt von seinen Schülern bei der Krankenvisite begleitet wird.

2. Renaissance und Aufklärung

Die weitere, neuzeitliche Entwicklung vom Hospital über das Krankenhaus zur modernen Klinik und speziell zur Universitätsklinik ist durch folgende Merkmale charakterisiert: Medikalisierung, d. h. Prägung durch Therapie und Forschung, Konzentration auf kranke Menschen sowie soziale Ausweitung auf alle Schichten der Gesellschaft. Mit dieser Entwicklung ist zugleich eine sich vertiefende Kluft zwischen medizinischer Institution und Lebenswelt verbunden; Geburt, Krankheit und Tod werden aus ihrer natürlichen Umgebung herausgelöst und in die Welt der Medizin übertragen.

Säkularisierung trägt die neuzeitliche Geschichte der Naturwissenschaften und Medizin. Das Paradies als ewige Jugend und vollkommene Gesundheit soll im Diesseits erreichbar sein; den Naturwissenschaften und der Medizin wird die Erreichung dieser Ziele übergeben. Kosmologisch-anthropologische wie religiöse Interpretationen von Gesundheit und Krankheit verlieren sich. Der technische Aufschwung entspricht dem mechanistischen Verständnis des Organismus, Kausalität verdrängt Teleologie, Krankheitsgeschichte dominiert über Krankengeschichte. Therapie, Unterricht, Forschung bleiben von diesem ideellen Wandel nicht unbeeinflußt.

Zunehmend werden in diesen Jahrhunderten der Neuzeit Ärzte fest in Hospitälern angestellt oder mit ihrer Leitung betraut; auch Forschung kann in den Hospitälern durchgeführt werden wie, zögerlich, medizinischer Unterricht. Entscheidend sind die praktisch-theoretischen Fortschritte der Medizin an den Universitäten oder die Integration der medizinischen Institution in die Universität. Von den *artes mechanicae* ist die Medizin über die *artes liberales* zu einer der drei oberen Fakultäten aufgestiegen. Die anatomischen Theater, die botanischen Gärten, die naturhistorischen Sammlungen, die physikalischen und chemischen Kabinette des 16. und 17. Jahrhunderts stehen für wichtige neue Initiativen der Forschung wie der Lehre. Der Einfluß der Geisteswissenschaften geht parallel zurück. Mit dem neuen Wissenschaftsverständnis der Medizin und der Naturwissenschaften wird das Wort der Autoritäten durch die Wahrheit der Natur ersetzt; Hippokrates, Galen und Avicenna werden an den Kranken und Leichen überprüft und kritisiert.

Seit dem ausgehenden 16., dann vor allem im 17. und 18. Jahrhundert wird der medizinische Unterricht zunehmend mit der Klinik verbunden — in Padua und Bologna, in Basel, in Leiden und Utrecht, in Wien, Göttingen und anderen Orten. Entscheidende Impulse gehen in dieser Hinsicht bekanntlich auf Herman Boerhaave und seine Schüler (van Swieten, de Haën, von Haller) zurück. Andere Mediziner sind aber ebenfalls zu nennen. Giovanni Battista da Monte nimmt um die Mitte des 16. Jahrhunderts in Padua Studenten zu seinen Krankenvisiten im Ospedale San Francesco mit; seine private Initiative greifen auf Wunsch der Studenten die Ärzte Albertino Bottoni und Marco degli Oddi ebenfalls auf. Eine feste Tradition bildet sich in Padua zunächst aber nicht heraus. Vor Boerhaave führen um 1630 in Leiden Otto van Heurne und Ewald Schrevel Patientendemonstrationen im klinischen Unterricht durch.[3] Neben dem Unterricht am Kranken im Rahmen der medizinischen Ausbildung gibt es die Tradition der individuellen Unterweisung des Gehilfen und Studenten durch den praktischen Arzt.

Im 18. Jahrhundert bildet sich allmählich die Universitätsklinik als Stätte der Forschung und Lehre neben der Therapie und Pflege heraus. Zur Einrichtung von Universitätskliniken kommt es 1779 in Jena, 1791 in Würzburg, 1791 in Marburg, 1793 in Tübingen, 1804 in Danzig, 1805 in Kiel, 1806 in Halle. 1714 übernimmt Boerhaave den klinischen Unterricht im St.-Cäcilien-Hospital in Leiden, seine Vorlesungen und klinischen Demonstrationen lassen ihn für die Medizin zum »praeceptor totius Europae« werden. Edinburgh, Rom, Wien folgen, später auch Universitäten der deutschen Staaten. Armenhaus und Armenpraxis sind ebenfalls nicht nur Orte der medizinischen Ausbildung, sondern nicht selten auch der medizinischen Forschung. Das ›Nosocomium clinicum‹ wird 1767 in Freiburg nach dem Vorbild der Leidener Schule über Gerard van Swieten nicht am Heilig-Geist-Hospital, sondern am Städtischen Armenspital errichtet. Franz Karl Anton Gebhard unterrichtet hier seit 1768 Anatomie und Entbindungskunst, 1774 kommt die Chirurgie hinzu.

Die einzelnen Fächer unterscheiden sich in der Verbindung von Klinik und universitärer Ausbildung. In Göttingen wirkt die Gynäkologie mit dem 1751 eingerichteten Accouchir-Hospital vorbildlich, an dem die Medizinstu-

---

[3] M. W. JONGSMA, 325 jaar Academisch Ziekenhuis te Leiden. Lochem 1963.

denten neben den Hebammen ausgebildet werden; die medizinische Versorgung der Bevölkerung steht im Hintergrund. Im übrigen findet der Unterricht an Patienten in Göttingen wie anderen Orten noch ambulant bei den Professoren zu Hause statt oder auch in Exkursionen der Professoren mit den Studenten zu besonders interessanten Kranken in der Stadt oder auf dem Lande. »Collegium Clinicum« wird die Bezeichnung für die Vereinigung von Ärzten und Studenten am Krankenbett; von diesem Begriff leitet sich der Name ›Universitätsklinik‹ ab. Wie sehr in diesem Übergang die individuelle barmherzige Zuwendung des Mittelalters in die objektive Distanz der Moderne übergeht, läßt Friedrich Benjamin Osiander mit seiner Auffassung erkennen, die »schwangeren Subjekte« des Göttinger Accouchierhauses seien »als lebende Phantome« anzusehen. Programmatisch heißt es bei Osiander, der sich für Mathematik und Logik im medizinischen Unterricht besonders einsetzt, dann auch: »Mit nichten« sei das Entbindungshospital der Gebärenden wegen da; man solle auch »nicht mit animalischer Ergebenheit auf die Hilfe der Natur warten«.[4] Die Alternative von Forschung und Therapie als zentraler Aufgabe der Universitätsklinik ist nicht erst ein Thema des 20. Jahrhunderts.

Krankenversorgung, medizinische Ausbildung wie wissenschaftliche Forschung sind in den verschiedenen Ländern nicht einheitlich. Die internationale Orientierung ist besonders bei deutschen Forschern gegeben; von ihnen werden Beiträge in den Sprachen der verschiedenen Wissenschaftsländer gelesen, während die Kenntnis der deutschen Sprache in Frankreich und England weniger vorhanden ist, mehr zum Beispiel wieder in Italien. Mangelnde Sprachkenntnisse multiplizieren nationale Differenzen des Forschungsniveaus. Die Auswirkungen werden von der Entwicklung des Englischen zur dominierenden Wissenschaftssprache eingeschränkt, aber nicht außer Kraft gesetzt.

Die Philanthropie als säkularisierte Nachfolgerin der mittelalterlichen ›misericordia‹ und ›caritas‹ gilt mit Recht als wesentliche Wurzel der modernen Medizin wie des modernen Krankenhauses. Kritik an möglichen Übertreibungen wird aber durchgehend während dieser Jahrhunderte formuliert. Bereits Goethe relativiert den von der Aufklärung erhofften Sieg der Humanität mit der Schreckensvision, daß »zu gleicher Zeit die Welt ein großes Ho-

---

[4] W. BICKENBACH, »Die Geschichte des geburtshilflichen Unterrichts an der Universität Göttingen«, in: H. MARTIUS (Hrsg.), Die Universitäts-Frauenklinik in Göttingen. Stuttgart 1981, S. 25–36.

spital und einer des andern Krankenwärter«[5] werde. Goethe kann sich wie
Hegel, Schelling, die romantischen Mediziner, aber auch Alexander von
Humboldt mit der empirisch-positivistischen Wissenschaftsverkürzung
nicht einverstanden erklären. Sympathie zwischen Arzt und Patient wird in
jener Epoche der Romantik und des Idealismus um 1800 wiederholt gefordert, Therapie soll mehr als Kuration, Medizin für die Gesundheit und nicht
nur für die Krankheit zuständig sein. Hegel gibt der legendären Betreuung
der Geisteskranken durch Pinel ihre philosophische Begründung; die Behandlung müsse, so der Philosoph, eine »menschliche, d. i. ebenso wohlwol-
lende als vernünftige«[6] sein. Nach einem Besuch des Würzburger Julius-
Hospitals meint der Dichter Kleist, daß physisch Kranke in der Gemein-
schaft allein von Kranken schwerlich gesunden und Verrückte noch viel weniger ihren Verstand wiedergewinnen könnten: »Dagegen würde dies gewiß
bei vielen möglich sein, wenn mehrere vernünftige Leute, etwa die eigene Familie, unter der Leitung eines Arztes sich bemühte, den Unglücklichen zur
Vernunft zurückzuführen«.[7] Justinus Kerner, der Hölderlin in der Auten-
riethschen Klinik in Tübingen behandelt hat, nimmt in seine private Woh-
nung in Weinsberg zahlreiche Patienten auf: Dichter, Adlige und einfache
Personen. In Holland gibt es bereits zu Beginn des 19. Jahrhunderts Initiativen, psychisch Kranke auf dem Lande in Wohngemeinschaften leben zu
lassen.

3. Das 19. Jahrhundert

Das 19. Jahrhundert ist die Zeit einer intensiven Entwicklung der für die Universitätsklinik charakteristischen Trias von Therapie, Ausbildung und Forschung. Mit der Gründung der Berliner Universität 1810 ist unmittelbar auch
die Verankerung des klinischen Unterrichts verbunden, die durch das Prakti-
zieren in der Poliklinik und durch Hausbesuche bei Patienten sinnvoll er-
gänzt wird. Als Lehrkliniken nehmen die klinischen Anstalten vornehmlich
Patienten auf, die für den medizinischen Unterricht besonders geeignet erscheinen. An die verlangte enge Verknüpfung von Forschung und Unterricht

---

[5] GOETHE an Charlotte von Stein, 8. 6. 1787, in: Briefe, Bd. 2. Hamburg 1964, S. 60.

[6] G. W. F. HEGEL, »System der Philosophie. Dritter Teil. Die Philosophie des Gei-
  stes«, in: Sämtliche Werke, Bd. 10. Stuttgart-Bad Cannstatt [4]1965, § 406, Zusatz,
  S. 175.

[7] H. v. Kleist an Wilhelmine von Zenge, 13./18. 9. 1800, in: KLEIST, Geschichte
  meiner Seele. Frankfurt a. M. 1977, S. 95.

neben der Forderung nach relativ selbständigen Forschungsinstituten (»Hilfsinstitute«) der Humboldtschen Universitätsreform als wesentlichen Bedingungen der wissenschaftlichen Führungsposition Deutschlands wird von Adolf von Harnack ausdrücklich in seiner Denkschrift von 1909 über die Wissenschaftssituation erinnert.

Entscheidende Aspekte der heutigen Situation lassen sich seit jener Zeit ebenso beobachten wie zentrale Gesichtspunkte der theoretischen Auseinandersetzungen. Noch tiefgreifender wird nun mit der naturwissenschaftlichen Grundlegung der Medizin die religiöse wie kosmologisch-anthropologische Perspektive aufgegeben. Beobachtung, Beschreibung und Entwicklung sind nach Michel Foucault (La naissance de la clinique, 1963) die entscheidenden Charakteristika. Ebenso wichtig wird, wie Fritz Hartmann ausgeführt hat, der Blick ins »Innere des Leibes«.[8] Die Verbindung von Naturwissenschaft und Klinik, die Organisationsstruktur der Universität und der Forschungsimperativ sind die wesentlichen Ursachen der spektakulären Fortschritte des 19. Jahrhunderts. Zugleich dürfen prinzipielle Gefahren und Grenzen nicht übersehen werden, die in einer unangemessenen Verabsolutierung der Objektivität oder Logik der Naturwissenschaften liegen. Neue wissenschaftliche Institutionen werden gegründet wie zum Beispiel 1822 die ›Gesellschaft Deutscher Naturforscher und Ärzte‹, die zum Vorbild ähnlicher Einrichtungen im Ausland wird. Nach seinem Besuch der Berliner Tagung von 1828, auf der die Einrichtung von Sektionen beschlossen wird, veröffentlicht Charles Babbage seine vielbeachtete Studie: »Reflections on the decline of science in England, and on some of its causes« (1830).

Wie bescheiden die Verhältnisse der Lehre und Forschung aber noch für die Generation der Schüler von Johannes Müller sind, wie sehr auf private Ressourcen weiter zurückgegriffen werden muß, wie begeisternd diese Verhältnisse zugleich wirken können, illustriert überaus anschaulich Du Bois-Reymond in seiner Rede von 1877 »Der physiologische Unterricht sonst und jetzt«:

»Als ich im Sommer 1840 Physiologie bei Johannes Müller hörte, bekamen wir ausser einigen frisch angefertigten mikroskopischen Praeparaten – das Einschliessen von Gegenständen kannte man noch nicht – nichts zu sehen, als den Kreislauf in der Schwimmhaut des Frosches, Müller's Versuch über Darstellung eines blutkörperchenfreien Gerinnsels durch Filtriren von Froschblut, eine

---

[8] F. HARTMANN, »La fisiopatologia come pensiero dominante della clinica moderna«, in: BioLogica 2–3 (1989), S. 9–18.

künstliche Verdauung, Müller's Versuch über die Verrichtungen der Spinalnerven-Wurzeln, Reflexbewegungen auch am Frosch, und, bei derselben Gelegenheit, die Nichtfortleitung der Opiumvergiftung durch die Nerven.«[9]

Wollte man als Student, wie Du Bois-Reymond aus eigener Erfahrung zu berichten weiß, damals selbst Versuche anstellen, mußte man diese zu Hause durchführen, was nur zu oft zu erheblichen Konflikten mit den Hausbesitzern oder Vermietern führte:

»Keine lehreifrigen Assistenten wiesen ihn zurecht; keine öffentliche Fachbibliothek, keine Apparatensammlung gab ihm ihre Schätze preis. Aus eigenen Mitteln musste er Bücher, Chemikalien, Versuchsmaterial aller Art und auch Instrumente anschaffen, oft mit eigenen Händen letztere anfertigen.«[10]

Diese Verhältnisse waren aber, wie Du Bois-Reymond betont, keineswegs nur auf Berlin beschränkt: »Ludwig und Vierordt, Donders und Claude Bernard haben es wohl nicht leichter gehabt«. Bemerkenswert ist im übrigen die Schlußfolgerung, die Du Bois-Reymond aus diesen Erfahrungen zieht:

»In solcher Schule reifte das jetzt ergrauende Geschlecht von Physiologen; es war das letzte, dem es so hart, fast sagte ich, dem es so gut ergehen sollte. Denn waren die Hindernisse gross, mit denen er kämpfte, so wurde für energische Naturen der Reiz der Forschung dadurch nur erhöht.«[11]

Das 19. Jahrhundert ist der Beginn einer intensiven institutionalisierten und professionalisierten medizinischen Forschung.[12] Die Forderung nach Forschung an den Universitätskliniken wird wiederholt nachdrücklich erhoben. Die experimentelle Forschung wird durch die Einrichtung von Laboratorien und die Etablierung von Fachlehrstühlen an den Universitäten substantiell gefördert, ihnen entsprechen die nun entstehenden medizinischen Fachgesellschaften. Von besonderer Auswirkung ist die Gründung universitärer und außeruniversitärer Forschungsinstitute wie zum Beispiel das Institut für Pathologie (Virchow, 1856), Physiologie (Ludwig, 1869), für Physiologische Chemie (Hoppe-Seyler, 1872), für Hygiene (von Pettenkofer, 1879), das für

9 E. Du Bois-Reymond, »Der physiologische Unterricht sonst und jetzt«, 1877, in: Reden, Bd. 2. Leipzig 1886, S. 363.
10 Ebda, S. 364.
11 Ebda, S. 365.
12 D. v. Engelhardt, »Die Konzeption der Forschung in der Medizin des 19. Jahrhunderts«, in: A. Diemer (Hrsg.), Konzeption und Begriff der Forschung in den Wissenschaften des 19. Jahrhunderts. Meisenheim am Glan 1978, S. 58–103.

Robert Koch geschaffene ›Königliche Institut für Infektionskrankheiten‹ usw. Nicht selten gehen diese Einrichtungen auf private Initiativen zurück.

Die diagnostischen Erfolge dieser naturwissenschaftlich fundierten Medizin haben allerdings keineswegs immer und sogleich die erhofften therapeutischen Konsequenzen gebracht, so daß in jener Zeit von einem ›therapeutischen Nihilismus‹ oder ›therapeutischen Skeptizismus‹ gesprochen wird, was nicht Verzicht auf Therapie heißen muß, sondern einerseits Anerkennung diätetischer Maßnahmen wie auch chirurgischer Eingriffe und andererseits die Aufforderung, so Dietl 1845, die Medizin immer stärker dem Prinzip der Kausalität und Rationalität anzunähern: »So lange die Medicin eine Kunst ist, wird sie keine Wissenschaft sein.«[13]

Mit dem weiteren Verlauf des Jahrhunderts wird der Unterschied zwischen Naturwissenschaft und Medizin wieder stärker betont, wird gefordert, den Kliniker im Naturforscher nicht aufgehen zu lassen. Nach Naunyn darf keineswegs »die Klinik zur Magd des Physiologen« gemacht werden. Naunyns berühmte Formel »Die Medizin wird Wissenschaft oder nicht sein« wird im allgemeinen falsch zitiert, aber halb richtig, halb falsch interpretiert. Mit Wissenschaft hat Naunyn Naturwissenschaft im Sinn und erklärt diese zugleich für die Medizin in einem doppelten Sinn für unzulänglich, insofern zum einen klinische Medizin über die naturwissenschaftliche Basis hinausgehe, zum anderen ärztliche Therapie neben der Wissenschaft stets Humanität voraussetze oder an ihr auf ihre Grenzen stoße.[14] Für entscheidend wird die klinische Forschung, die Beobachtung am kranken Menschen gehalten. Statistik wird für notwendig gehalten, zugleich aber auch relativiert; die klinische Analyse soll die leitende Instanz abgeben.[15] Das Mit- und Gegeneinander von naturwissenschaftlicher Grundlagenforschung und klinischer Forschung wird bereits im 19. Jahrhundert erörtert. Die Trennung von Vorklinik, theoretischen Fächern und klinischen Fächern bereitet sich vor.

Das 19. Jahrhundert ist das Jahrhundert der Spezialisierung der Medizin.[16]

---

[13] J. Dietl, »Praktische Wahrnehmungen nach den Ergebnissen im Wiedner-Bezirks-Krankenhaus, Vorwort«, in: Zeitschrift der k. k. Gesellschaft der Ärzte zu Wien 1 (1842), S. 9–20.

[14] B. Naunyn, »Aerzte und Laien«, in: Deutsche Revue 30 (1905), S. 349.

[15] K. v. Liebermeister, »Ueber Wahrscheinlichkeitsrechnung in Anwendung auf therapeutische Statistik«, in: R. Volkmann (Hrsg.), Sammlung klinischer Vorträge, Innere Medizin, 39. Leipzig 1875/77, S. 935–958.

[16] H.-H. Eulner, Die Entwicklung der medizinischen Spezialfächer an den Universitäten des deutschen Sprachgebietes. Stuttgart 1970.

Neben den disziplinären Unterschieden müssen regionale Besonderheiten
berücksichtigt werden. Viele einzelne Beispiele könnten angeführt werden.
Der vor allem in Deutschland verbreitete Brauch, die Leitung von Kliniken
eher an Wissenschaftler als an Praktiker zu übertragen, gilt als wesentliche
Bedingung des wissenschaftlichen Fortschrittes. Besonders auf den Gebieten
der Bakteriologie und Entwicklung der Asepsis, Antisepsis und Anästhesie
sind klinische Forschung und Praxis eng miteinander verbunden. Der Praktiker hat nach Virchow (1847) die Verpflichtung, mit seinen Beobachtungen
»den glorreichen Bau der wissenschaftlichen Medicin aufführen zu helfen«,[17]
und vor allem dem klinischen Praktiker spricht Virchow diese Pflicht zu.
Ebenso heißt es bei Leyden 1887: »Wer Jahre und Jahrzehnte seine besten
Kräfte der Beobachtung und Behandlung von Kranken gewidmet hat, der
wird den Geist der Medicin richtig erfassen können.«[18] Die Hochschule erklärt Löffler 1847 für den idealen Ort der Arzneimittelforschung, da hier
auch Chemiker und Mikroskopiker zur Verfügung ständen.[19] Wiederholt
wird davor gewarnt, die Universität wieder zu einer Ausbildungsstätte zu reduzieren: Universitätskliniken sollen sich in medizinischer Versorgung nicht
erschöpfen dürfen. Deutschland hat im 19. Jahrhundert eine Spitzenstellung
erlangt, sie gilt es zu erhalten.

Für besonders günstig wird der enge Kontakt zwischen Lehrer und Schüler gehalten. Als die Forschung in die Hörsäle getragen wurde, erfaßte nach
Ludwig (1872) »gar Viele, die es sonst nicht empfunden, ein Verlangen, hülf-
reich an dem unfertigen Baue der Wissenschaft mitzuwirken«. Aus der Verbindung von universitärem Unterricht und medizinischer Forschung sei eine
junge Generation hervorgegangen, die »mit den Wegen der Forschung ver-
traut und mit Begeisterung für die Wissenschaft erfüllt sei«.[20] Gerade die
deutsche Universität hat nach Billroth zu einem allgemeineren Verständnis
für die Wissenschaft beigetragen und damit ihren Progreß gefördert.[21] Eben-

[17] R. VIRCHOW, »Ueber die Standpunkte in der wissenschaftlichen Medicin«, in:
Archiv für pathologische Anatomie und Physiologie 1 (1847), S. 3–19.

[18] E. LEYDEN, »Eröffnungsrede«, in: Verhandlungen des Congresses für innere Medizin 6 (1887), S. 3–12.

[19] F. LÖFFLER, »Plan«, in: Zeitschrift für Erfahrungsheilkunst 1 (1847), S. 15–24.

[20] C. LUDWIG, »Festrede zur 50. Jahrfeier der Gesellschaft Deutscher Naturforscher
und Ärzte«, in: Tageblatt 45 (1872), S. 33–37.

[21] T. BILLROTH, Über das Lehren und Lernen der medizinischen Wissenschaften an
den Universitäten der deutschen Nation nebst allgemeinen Bemerkungen über
Universitäten. Wien 1876.

so warnt Rokitansky 1875 vor dem Verlust des akademischen Charakters der Hochschulen; akademisches Engagement müsse sich »als eine akademische Leistung bewähren« und dürfe nicht »zu einem handwerksmäßigen Treiben ausarten«.[22] Bei aller Distanz, die von Naturwissenschaftlern und Medizinern des 19. Jahrhunderts gegenüber der Epoche der Romantik und des Idealismus eingenommen wird, in der Hochschätzung der reinen Erkenntnis oder Grundlagenforschung zeigen sich noch Auswirkungen dieser zurückliegenden Epoche und ihres Wissenschaftsverständnisses. Die ›Gesellschaft Deutscher Naturforscher und Ärzte‹ repräsentiert personell wie institutionell ein Bindeglied der Zeiten. Die Romantiker Carus und Kieser sind ihre Präsidenten weit nach dem Ende der romantischen Epoche.

Über die Verknüpfung zwischen medizinischer Ausbildung und Klinik wird Forschung von der Universität in die Praxis hineingetragen. Geforscht wird aber auch in der Praxis. Die Mediziner wissen um diese Tatsache: Löffler hebt die Bedeutung der Privatpraxis hervor, da in ihr »die Stadien der Krankheiten viel häufiger zur Beobachtung und Behandlung«[23] kämen als in den Krankenhäusern. Gerade dem Privatarzt sei es besonders gut möglich, die Wirkung von Arzneimitteln und diätetischen Vorschriften auf den Krankheits- und Gesundungsverlauf zu untersuchen. Die Universitätskliniken bleiben aber, wie Virchow (1847) unterstreicht, die »höchste Potenz der medicinischen Praxis«, ihre Besetzung müsse deshalb besonders ernstgenommen werden – der Kliniker dürfe nicht nur Therapeut und akademischer Lehrer sein, er müsse immer »auch ein Forscher, ein Beobachter sein«.[24]

Die institutionellen und professionellen Möglichkeiten medizinischer Forschung unterscheiden sich in den einzelnen Ländern. Übereinstimmung in der Analyse dieser Unterschiede wurde bislang in der Forschung noch nicht gewonnen. Für die Kinderchirurgie in Stockholm lassen sich nach T. Ehrenpreis (1986) zwischen 1885 und 1969 drei Phasen beobachten.[25] Der Entwicklung der Anästhesie in den vergangenen 100 Jahren sind O. H. Jost, P. Dressler, H. Bohrer und K. Wiedemann (1986) nachgegan-

---

[22] C. ROKITANSKY, »Abschiedsrede (Über die Geistesrichtung unserer Zeit)«, in: Medicinische Jahrbücher (1875) (2), S. I–XII.

[23] F. LÖFFLER, aaO. (wie Anm. 19), S. 78 f.

[24] R. VIRCHOW, aaO. (wie Anm. 17), S. 5.

[25] T. EHRENPREIS, »100 years of pediatric surgery in Stockholm, with personal memories from the last 50 years«, in: Progress in Pediatric Surgery 20 (1986), S. 17–33.

gen.[26] Im 19. Jahrhundert übertrifft Deutschland Frankreich und England, die Vereinigten Staaten liegen weit zurück. Von ausländischen und vor allem amerikanischen Wissenschaftlern und Ärzten wird immer wieder über den Mangel an Forschungseinrichtungen geklagt. Berühmtheit erlangen die Denkschriften ›Medical Education in the United States and Canada‹ (1910) und ›Medical Education in Europe‹ (1912) von dem Amerikaner Abraham Flexner, in denen er den Ursachen der deutschen Weltgeltung nachgeht, sie in der engen Verflechtung von Ausbildung, Forschung und Praxis begründet sieht und für die notwendigen Reformen und Neugründungen die Schließung von 120 der 155 bestehenden Ausbildungsstätten der Medizin empfiehlt.[27]

Die rasante Entwicklung der Universitätsklinik und überhaupt der Medizin hängt mit dem rasanten Ausbau der Diagnostik und Therapeutik zusammen. Besonders folgenreich erweist sich die Einführung zahlreicher endoskopischer Verfahren. Andere Neuerungen kommen hinzu, die Wurzeln der klinischen Chemie liegen ebenfalls in dieser Zeit.[28] Die Impulse wirken sich in den verschiedenen Disziplinen abweichend aus, immer wieder kommt es zu Kontroversen über die Fachabgrenzungen — zwischen Chirurgie und Gynäkologie, zwischen Chirurgie und Augenheilkunde — oder innerhalb einer Disziplin über alternative Ansätze.

Hinter dem Gegensatz von Heil- und Pflegeanstalt, von Großkrankenhaus und kleinem Haus steht in der Psychiatrie der Konflikt zwischen Universitätspsychiatrie und Anstaltspsychiatrie. Wilhelm Griesinger stößt mit seinem Plädoyer für Therapie in kleineren und offenen Häusern auf erbitterten Widerstand in seiner Zeit. Einmal mehr zeigt dieses spezifische Beispiel der Psychiatrie: Die Geschichte der Universitätsklinik ist immer auch Medizingeschichte und Kulturgeschichte, nur in diesen Zusammenhängen lassen sich Vergangenheit wie gegenwärtige Situation angemessen verstehen und zukünftige Initiativen planen. Die Kontroversen der Psychiatrie werden im 20. Jahrhundert fortgeführt — in den Diskussionen über den Zusammenhang

[26] O. H. JOST, P. DRESSLER, H. BOHRER und K. WIEDEMANN, »Zur Geschichte der Anästhesie an der Universität Heidelberg«, in: Anästhesie, Intensivtherapie, Notfallmedizin 21 (1986) (2), S. 53–59.

[27] A. FLEXNER, Medical Education in the United States and Canada. 1910; DERS., Medical Education in Europe. 1912; DERS., Die Ausbildung des Mediziners, eine vergleichende Untersuchung. Berlin 1927.

[28] J. BÜTTNER und C. HABRICH, Roots of Clinical Chemistry. Darmstadt 1987.

von Psychiatrischen Landeskrankenhäusern und chronischen Verläufen sowie Universitätskliniken und akuten Erkrankungen. Der Tübinger Psychiater Walter Schulte skizziert 1964 in einem Aufsatz die Forschungsaufgaben, die sich aus dieser Differenz vor allem für die Landeskrankenhäuser ergeben: Studium der Verläufe, der Folgen für die Umwelt, des Selbsterlebens der Patienten.[29]

Ethische Gesichtspunkte schränken bereits im 19. Jahrhundert den Progreß ein. Ethik der Forschung ist ein vieldiskutiertes Thema. Neue diagnostische Verfahren stoßen ebenso auf Widerstand wie die Einführung der Anästhesie in die Gynäkologie. Der Tierversuch kann abgelehnt werden, zahlreiche antivivisektionistische Gesellschaften werden gegründet. Die statistische Forschung — ein besonderes Charakteristikum der universitären Forschung seit dem 19. Jahrhundert — findet Anhänger wie Gegner. Wunderlich, zugleich ein engagierter Vertreter der neuen naturwissenschaftlichen oder physiologischen Grundlegung der Medizin, verurteilt das Verfahren als barbarisch, mehrere Probandengruppen mit unterschiedlichen Therapieverfahren parallel zu behandeln, um an den abweichenden Todesfällen die Güte dieser Verfahren abschätzen zu können. Nicht ohne Grund werden verschiedene chirurgische Fortschritte in den USA erzielt, bezeichnend sind Sims Versuche an Sklavenfrauen zur Operation der Blasenscheidenfistel (1885).

III. Das 20. Jahrhundert

Das 20. Jahrhundert, der Erste Weltkrieg und vor allem das Dritte Reich und die Jahrzehnte nach dem Zweiten Weltkrieg haben zu einer Reihe von Veränderungen besonders in Deutschland geführt, die für das Verständnis der Gegenwart und die Planung der Zukunft wichtig sind. Zugleich gibt es weiterhin Kontinuitäten in der Wirklichkeit wie in den theoretischen Diskussionen. Wie bereits für die Vergangenheit gilt auch für diese Jahrzehnte: Die Veränderungen stellen sich für die verschiedenen Dimensionen der Universitätsklinik als einer Stätte der Therapie, Ausbildung und Forschung in den verschiedenen Disziplinen und den verschiedenen Ländern unterschiedlich dar.

Bereits vor dem Ersten Weltkrieg wird in Deutschland ein Wandel konsta-

---

[29] W. SCHULTE, »Psychiatrische Universitätsklinik und Psychiatrisches Landeskrankenhaus«, in: Deutsche Medizinische Wochenschrift 89 (1964), S. 2065–2071.

tiert. Die Gründung der Kaiser-Wilhelm-Gesellschaft, aus der später die
Max-Planck-Gesellschaft hervorgeht, stellt bekanntlich eine Reaktion auf
eine Notsituation dar, von der auch die Medizin nicht ganz ausgenommen
ist. Unmißverständlich heißt es in der Denkschrift des Theologen Adolf von
Harnack von 1909 über die Wissenschaftssituation in Deutschland:

> »Eine Täuschung ist aber zur Zeit nicht mehr möglich. Unsere Führung auf dem
> Gebiete der Naturforschung ist nicht nur bedroht, sondern wir haben dieselbe in
> wichtigsten Teilen bereits an das Ausland abgeben müssen.«

Die wesentliche Ursache sieht von Harnack in der mangelhaften Verwirkli-
chung von Forschungsinstituten, die Wilhelm von Humboldt anläßlich der
Berliner Universitätsgründung bereits gefordert habe und die sich im Ausland zum Teil unter großem Aufwand entwickelt hätten. Für die Medizin
treffe diese Notsituation ebenfalls partiell zu, so zum Beispiel im Gebiet der
experimentellen Diagnostik und Therapie.

> »Auch diese Disziplin eignet sich ihrem ganzen Wesen nach mindestens zur Zeit
> nicht für den Rahmen unserer heutigen Hochschulinstitute. Auf diesem Gebiete
> aber überflügelt zu werden, bedeutet eine durch nichts zu ersetzende Herabmin-
> derung unserer wissenschaftlichen Stellung und Wertschätzung bei den übrigen
> Völkern.«[30]

Beispiellos seien entsprechende Initiativen zur Unterstützung der medizinischen Naturforschung im Ausland – in Frankreich, in England und vor
allem in den Vereinigten Staaten. Politische und wirtschaftliche Argumente
unterstützen das Plädoyer der Denkschrift. Politisierung und Nationalisie-
rung der Wissenschaft sind in Deutschland wie im Ausland zu beobachten;
der Erste Weltkrieg hat diese Tendenzen noch einmal gesteigert.
    Die diagnostischen und therapeutischen Fortschritte führen im 20. Jahr-
hundert zu einer Fülle weiterer Spezialisierungen, deren Auswirkungen sich
auf den Ebenen der Therapie, der Forschung wie der Ausbildung zeigen. Demographische Veränderungen sowie der Panoramawechsel der Krankheiten
beeinflussen ihrerseits die Forschung; Infektionskrankheiten bieten im 19.
und beginnenden 20. Jahrhundert spektakuläre Erfolge mit geringen Mitteln,
die im weiteren Verlauf der Medizin immer weniger möglich sind.

---

[30] ADOLF VON HARNACK, »Gedenkschrift«, in: Jahrbuch der Max-Planck-Gesell-
    schaft. 40 Jahre Kaiser-Wilhelm-Gesellschaft zur Förderung der Wissenschaften
    1911–1951 (1951), S. 120–138.

Besondere Beachtung verdienen die Konsequenzen dieser Entwicklungen für die Organisation der Kliniken. Vor allem in den großen Fächern Innere Medizin und Chirurgie stellt sich seit den 50er und 60er Jahren die Frage der Leitung durch eine Person, durch ein Gremium mit wechselndem Direktor oder die Gliederung in fünf bis zehn Departments. Auch in der Pädiatrie ist die Entwicklung zu Departments bereits Realität. In der Bundesrepublik sind die Auffassungen darüber bekanntlich kontrovers, während in den USA die Entwicklung im allgemeinen in Richtung der Departments entschieden ist. Die Probleme lassen sich unterschiedlich darstellen und beurteilen. Ohne Zweifel werden auch Unterschiede zwischen den kleineren und größeren Fächern zu machen sein; ohne Zweifel hat die Organisation auch Folgen für Forschung und Ausbildung.

Was die Forschung betrifft, so stellt sich für Deutschland immer drängender die Frage, wie nach dem Dritten Reich die internationale Verbundenheit und der Wiederanschluß an das Weltniveau erreicht werden können. Die Antwort auf diese Frage läßt sich keineswegs für alle medizinischen Disziplinen einheitlich geben. Die Zäsur war tiefgreifend; ausschlaggebend waren der Exodus jüdischer Wissenschaftler wie auch der Versuch der Etablierung einer spezifisch deutschen Wissenschaft und Medizin. Auf zahlreichen Gebieten ist das Weltniveau inzwischen wieder erreicht, das auch keineswegs nur in den USA repräsentiert ist; in manchen Bereichen hat sich die hohe Stellung aber auch durchgängig gehalten. In der Humangenetik sind zur Zeit Forschungsgruppen in Frankreich, Dänemark und Großbritannien ebenfalls führend. Am Rande bleibe das Problem der Messung des Weltniveaus nicht ungenannt: Können die Erwähnung im ›Science Citation Index‹ und der Abdruck im ›Lancet‹ allein ausschlaggebend sein? Im übrigen ist auch die Formel ›Wiederanschluß an das Weltniveau‹ insofern irreführend, als die USA sich mit ihren ökonomischen Kapazitäten und ihrer hohen Anzahl von Forschern ohnehin bereits vor dem Dritten Reich an die Spitze der Weltforschung entwickelt hatten. Dann bestehen offensichtlich auch Stärken und Schwächen, Vorlieben und Abneigungen — der Blick in die Vergangenheit zeigt ihre tiefe Verwurzelung — in den verschiedenen Kulturkreisen, die sich auch in der Medizin verfolgen lassen.[31] Die Skepsis gegenüber der Statistik hat in Deutschland Tradition; unter Anthropologie wird in den USA meist Ethnologie verstanden; Viktor von Weizsäcker wurde ins Französische, Spa-

---

[31] L. PAYER, Medicine and culture. Varieties of treatment in the United States, England, West Germany and France. New York 1988.

nische und Japanische übersetzt, in seinen anthropologischen Grundschriften aber nicht ins Englische.

Der Blick auf andere Länder trägt zur notwendigen Differenzierung bei. Für den Rückschritt der Medizin in Großbritannien wird die mangelhafte Verbindung von Krankenhaus und Universität verantwortlich gemacht. David H. Patey, Chirurg am Londoner Middlesex Hospital und zugleich Direktor der ›Surgical Studies in the Middlesex Hospital Medical School‹, konstatiert in diesem Sinne 1957 im ›Lancet‹:

> »The close association of universities and hospitals is a late development in this country as compared with in Germany and the United States. There is general agreement that the meteoric advance of medicine in America in the present century is due largely to its linkage with the universities, and this is one of the reasons for the current trend towards strengthening similar university linkages in Britain.«[32]

Wesentlich in diesem Zusammenhang scheint ein weiteres organisatorisches Problem zu sein, worauf der Wissenschaftsrat und die Deutsche Forschungsgemeinschaft in verschiedenen Stellungnahmen in den letzten 20 Jahren mehrfach, und zwar auch immer im Blick auf medizinische Ausbildung und ärztliche Versorgung, hingewiesen haben: die Freistellung jüngerer Wissenschaftler in den Kliniken für die Forschung.

Notwendig bleibt für die Freistellung die Verbindung der Wissenschaftler zur Praxis, das heißt zu den Patienten und zur Therapie. Notwendig ist auch der internationale Kontakt. Die Freistellung ist neben der unmittelbaren Organisation in den Stationen der Klinik auch eine finanzielle Frage, da die Kassen nur die diagnostisch-therapeutischen Funktionen zu zahlen bereit sind, die Kultusministerien ihrerseits aber kaum zusätzliche Gelder zur Verfügung stellen. Offensichtlich bestehen hier große Unterschiede zwischen der Bundesrepublik und den angelsächsischen Ländern, in denen diese Freistellung üblich ist und gefördert wird. Mit Recht wird auf die Komplexität der Zusammenhänge oder Vielfalt der Ursachen hingewiesen. In den Empfehlungen des Wissenschaftsrates zur klinischen Forschung an den Hochschulen von 1986 heißt es deshalb:

> »Für die Situation in jeder einzelnen Spezialdisziplin sind danach einerseits fachspezifische Faktoren und historische Gegebenheiten verantwortlich, die zu beurteilen nicht Aufgabe dieser Empfehlungen ist, andererseits die Rahmenbedin-

[32] D. H. PATEY, »The University Hospital«, in: The Lancet (1957) (I), S. 420.

gungen, die für klinische Forschung in den Hochschulen allgemein gelten. Die Situation des Gesundheitswesens ist hier ebenso von Belang wie die Entwicklung der Hochschulkliniken in den letzten Jahrzehnten und ihrer Aufgaben in der Krankenversorgung, der ärztlichen Ausbildung und der Weiterbildung. Weitere Einflußfaktoren sind Umfang und Formen der Forschungsförderung, Normen der Ethik, des Standesrechts und der Gesetzgebung, die für die Tätigkeit des Arztes und des Forschers maßgeblich sind, und Aspekte des Publikationswesens«.[33]

Die Spezialisierung oder besser: die spezifische diagnostisch-therapeutische Ausrichtung der Universitätskliniken ist auch für die Forschungsthemen nicht ohne Folgen geblieben; was an den Universitäten nicht behandelt oder diagnostiziert wird, gerät auch kaum in das Blickfeld der Forschung. Walter Schulte ergänzte deshalb 1964 seine Warnung vor entsprechender Einseitigkeit der universitären Psychiatrie mit der Forderung nach Einrichtung von Forschungsabteilungen an Psychiatrischen Landeskrankenhäusern. Die medizinische Forschung wird aber weiterhin im wesentlichen an den Universitätskliniken durchgeführt, wenngleich ein bedeutender Bereich der Arzneimittelforschung in der Industrie selbst durchgeführt wird.

Der zweite Bereich ist die Ausbildung, die vom Forschungsimperativ und der Spezialisierung nicht unbeeinflußt bleiben konnte. Mit dem Fortschritt der Diagnostik und Therapie hat sich die Anzahl der Krankheiten, die der Student an der Universität zu sehen bekommt und an denen er seine diagnostisch-therapeutischen Fähigkeiten üben kann, drastisch verringert. Die Kluft zwischen dem Lehrbuchwissen und den neuesten Forschungsergebnissen wird ständig größer. Die dem Studenten an den Universitäten präsentierten Krankheiten stellen nur einen Ausschnitt der Krankheiten dar, mit denen er später in der Praxis zu tun haben wird. Um so wichtiger sind die Akademischen Lehrkrankenhäuser geworden. In der Tat bestimmt sich die Situation der Universitätskliniken auch nach ihrem Verhältnis zu anderen Krankenhäusern, in der Lehre vor allem zu den Akademischen Lehrkrankenhäusern, in Diagnostik und Therapie zu *allen* Krankenhäusern.

Die Unterschiede können sich auch relativieren. Wenn das Prinzip der Regelversorgung entsprechende Investitionen in bestimmten Krankenhäusern nicht behindert, werden die Akademischen Lehrkrankenhäuser und auch die anderen Krankenhäuser durch die Landesregierung mit Großgeräten ähnlich ausgestattet wie die Universitätskliniken; von der strukturellen und appara-

---

[33] *Wissenschaftsrat*, Empfehlungen zur klinischen Forschung in den Hochschulen. Köln 1986, S. 6.

tiven Situation weicht dann allerdings die personelle Ausstattung ab, die nicht von den Ländern finanziert wird. Die Länder der Bundesrepublik unterscheiden sich in dieser Hinsicht aber auch *voneinander*. Die Unterstützung fällt in Bayern besonders intensiv aus, auch durch Standards für die Bauvorgabe im Krankenhausbereich des Bayerischen Sozialministeriums, denen finanzschwächere Länder in diesem Maße nicht immer folgen können.

Neben Forschung und Ausbildung bleibt für die Universitätsklinik zentral die medizinische Versorgung des Patienten. Über das Verhältnis zu Forschung und Lehre gibt es unterschiedliche Auffassungen; übereinstimmend wird aber festgestellt, daß die Krankenversorgung die Forschung und die Lehre in den vergangenen Jahrzehnten beeinträchtigt hat. In der Perspektive der Forschung wie der Lehre wird das Verhältnis von universitärer Therapie, Maximalversorgung und Regelversorgung für jede medizinische Disziplin spezifisch zu bestimmen sein. Die Konzentration unter Beibehaltung aller Typen scheint eher angebracht zu sein als der Verzicht auf einen Typ.

Als allgemeines Problem stellt sich — auch vor der Geschichte der Klinik und ihrer Entstehung aus dem mittelalterlichen Hospital — eine weitere Frage: ob und in welchem Maße nämlich kurative Therapie sich durch Beistand, Begleitung, Prävention und Rehabilitation ergänzen läßt. Die stärkere Akzentuierung der Akutbewältigung und überhaupt das Übergewicht der Kuration gegenüber Beistand und Begleitung in chronischen Leiden wirken sich auf die allgemeine Atmosphäre des Hauses aus, prägen auch das Engagement der Schwestern. Viktor von Weizsäcker spricht im Blick auf den Wandel nicht von der Alternative »Laboratoriumsdenken und Krankensaaldenken«, sondern vom »Übergang vom theoretischen zum technischen Stil der Klinik«.[34] Auf zweierlei wird hier zu achten sein: auf die Veränderungen, die für das Krankenhaus und die Universitätsklinik gleichermaßen zutreffen, auf die der Universitätsklinik eigentümlichen Veränderungen.

Das Krankenhaus weckt Hoffnung und stößt zugleich auf Kritik; dieser Hoffnung und dieser Kritik gerecht zu werden, gehört ebenfalls zu den besonderen Aufgaben der Universitätsklinik. Zunehmend wird die Kluft zwischen Krankenhaus und Lebenswelt von den Menschen der Gegenwart zu verringern gesucht, zunehmend wird nach einer Verbindung von Therapie und Beistand verlangt: Rooming-in wie Hospicebewegung sind charakteri-

---

[34] V. v. WEIZSÄCKER, »Natur und Geist« (1954), in: Gesammelte Schriften. Frankfurt a. M. 1986, Bd. 1, S. 49.

stische Beispiele.[35] Immer mehr muß der Arzt seine Zuständigkeit für den Umgang mit der Krankheit mit anderen Personen und Positionen teilen. Mit dem englischen Ausdruck ›informed consent‹ wird eine Versachlichung und Egalisierung der Arzt-Patient-Beziehung angezeigt, die offensichtlich dem Bedürfnis vieler Menschen entspricht, auch dem Selbstverständnis vor allem jüngerer Ärzte, die aber zugleich die Gefahr einer anthropologischen Verarmung in sich trägt. Die Einrichtung von Ethikkommissionen an Medizinischen Fakultäten und Universitätskliniken ist ein weiteres wichtiges Signum der Zeit.

Die Kritik am Krankenhaus läßt sich in der Gegenwart unter den Stichworten: Technisierung, Entmündigung und Isolation zusammenfassen; die Rede ist zudem vom Krankenhaus als einer »totalen Institution«[36] oder von »Strukturellen Momenten der Inhumanität einer humanen Institution«.[37] Verlangt werden dagegen von den wahlberechtigten Bürgern der Bundesrepublik Deutschland im Jahre 1979 vor allem die folgenden fünf Momente: 1. sachliche Korrektheit, 2. patientenzentrierte Haltung, 3. partnerschaftliches Verhalten, 4. bestmögliche Krankenhausorganisation, 5. emotionale Zuwendung.

Hoffnung und Kritik müssen selbst wieder kritisch geprüft werden. Was folgt an Einschränkungen notwendig aus der Krankheit, was aus der Institution, was wird von der Bevölkerung am Krankenhaus wirklich abgelehnt – oder gewünscht. Nach einer Befragung des Allensbacher Instituts für Meinungsforschung[38] ist die Mehrzahl der Menschen mit dem Krankenhaus zu-

---

[35] C. Saunders, D. H. Summers und N. Teller (Hrsg.), Hospice, the living idea. London 1981; C. Saunders und M. Baines, Living with dying: The management of terminal disease. Oxford 1983; K. B. Wentzel, Hospice means hope. Boston 1981.

[36] E. Goffman, Asyle. Über die soziale Situation psychiatrischer Patienten und anderer Insassen. Aus dem Englischen (1961). Frankfurt a. M. 1974.

[37] J. J. Rohde, 1973, vgl. auch K. Engelhardt, A. Wirth und L. Kindermann, Kranke im Krankenhaus. Stuttgart 1973; J. J. Rohde, Soziologie des Krankenhauses. Stuttgart 1962; vgl. auch H. Schelsky, »Die Soziologie des Krankenhauses im Rahmen einer Soziologie der Medizin«, in: Der Krankenhausarzt 31 (1958), S. 229, auch in: Ders., Auf der Suche nach der Wirklichkeit. Düsseldorf / Köln 1965, S. 222–237; von Krockow, 1958.

[38] *Institut für Demoskopie Allensbach* (Hrsg.), Das Image des deutschen Krankenhauses. Wuppertal 1970; *Institut für Demoskopie Allensbach* (Hrsg.), Krankenhaus und Zeitgeist. Wuppertal 1978; vgl. A. Cartwright, Human relations and hospital care. London 1964; H. H. Raspe, Aufklärung und Information im Krankenhaus. Göttingen 1983.

frieden. Allerdings nehmen die Einwände in den vergangenen Jahren zu, und das trotz zahlreicher Neubauten, an die nicht geringe Hoffnungen geknüpft wurden. In jedem Fall stehen sich Erwartungen und Realität gegenüber.

Eine besondere Herausforderung an die Universitätskliniken und die moderne Medizin überhaupt verknüpft sich mit den sogenannten alternativen Bewegungen — das gilt für Diagnostik, Therapie, Ausbildung und Forschung. Vor allem die Universitätskliniken müssen sich mit diesen Bewegungen auseinandersetzen, da die Einwände sich besonders auf die moderne Technik und moderne Wissenschaft richten und von den Universitäten auch mit Recht die rationalen Reaktionen erwartet werden dürfen. Die Einführung der Medizinischen Psychologie und Medizinischen Soziologie stellt bereits eine Antwort auf die neue Situation dar, wie ebenfalls die noch fakultative Rezeption und schließlich der Einzug der medizinischen Ethik in den medizinischen Unterricht. Mit der Konzentration der Universitätsklinik auf die Bewältigung akuter Notsituationen fallen Prävention und Rehabilitation oder der Umgang mit chronischen Leiden weniger in ihren Aufgabenbereich. Der Umgang mit dem Sterbenden ist die Grenzsituation der modernen Medizin — und in ihr vor allem der Universitätskliniken. Der Arzt zieht sich im allgemeinen vor dem Tod zurück und überläßt diese Situation der Schwester und dem Klinikseelsorger. Hier zeigt sich auch die Auswirkung der modernen Arztrolle, die der Medizinsoziologe Talcott Parsons mit den folgenden vier Merkmalen charakterisiert: Leistung, Universalismus, Spezifität und affektive Neutralität. Die Geschichte kann mit ihren Beispielen zahlreiche Anregungen für eine anthropologisch ausgerichtete Medizin bieten, die auch heute in den Erwartungen der Menschen an den Arzt eine Bestätigung finden. Der Patient der Gegenwart sucht im Arzt vor allem einen freundschaftlich zugewandten Berater und weniger nur den wissenschaftlichen Techniker.

IV. Ausblick

Entwicklung und gegenwärtige Situation der Universitätsklinik sind mit der allgemeinen Geschichte des Krankenhauses verbunden und zeigen zugleich charakteristische Merkmale, die in diesem Beitrag in den allgemeinen historischen Zügen dargestellt wurden. Die Universitätsklinik kann auf eine lange Tradition der Hospitalentwicklung und Geschichte der Medizin in Ausbildung, Theorie und Praxis zurückschauen und steht zugleich vor zahlreichen neuen Herausforderungen. Der Blick in die Vergangenheit kann auf

Aspekte aufmerksam machen, die auch für die zukünftige Entwicklung Bedeutung besitzen.

Aus der charakteristischen Verbindung von Forschung, Ausbildung und Therapie ergeben sich Risiken wie Chancen und unvermeidbare Spannungen. Therapie richtet sich auf die Gegenwart, Forschung dient der Zukunft; Therapie wendet sich dem einzelnen Patienten zu, Ausbildung soll allgemeine Kenntnisse vermitteln; naturwissenschaftliche Grundlagenforschung und klinische Forschung unterscheiden sich und sind aufeinander zu beziehen. Einseitige Tendenzen sind in Geschichte und Gegenwart immer wieder zu beobachten, Synthese und Integration bleiben aber möglich. Forschung und Therapie muß an den Universitätskliniken der Vorzug gegenüber der Krankenversorgung eingeräumt werden. Die Genese der Lage kann nur multifaktoriell erklärt werden – ebenso komplex müssen die Versuche der Änderung ausfallen; Behinderung wie Förderung ergeben sich auf unterschiedlichen Ebenen, hängen von internen wie externen, materiellen wie ideellen Faktoren ab.

Die Verbindung von Klinik und Universität, von Therapie, Ausbildung und Forschung ist ein Ergebnis erst der Neuzeit, vor allem des 19. und 20. Jahrhunderts. Die Gegenwart ist von neuen Tendenzen bestimmt, die auch die Lösungen der Zukunft beeinflussen werden, positiv wie negativ. Zugleich werden mit den Gesichtspunkten des Beistandes, der Prävention und Rehabilitation Auffassungen der Vergangenheit, vor allem des Mittelalters wieder lebendig. Im Blick auf die Anfänge der Medizin in der Antike will Nathaniel W. Faxon (1929) sogar von einer Rückkehr zu den Anfängen sprechen können:

>»The wheel has turned; the cycle is complete. The first hospitals and medical schools were combined in the temples of Egypt and Greece. Today hospitals and medical schools form true temples of science. We may say as was said of St. Basil's famous hospital, ›They rise to view like cities in themselves, the abode of charity, the treasury into which the rich pour of their wealth and the poor of their poverty. Here disease is investigated and sympathy proved‹.«[39]

Karl Jaspers hat die Medizin als Verbindung von Naturwissenschaft und Humanität charakterisiert; diese Wendung trifft auch für die Universitätsklinik zu. Die Universitätsklinik ist eine institutionalisierte Hilfe und muß zugleich

---

[39] N. W. FAXON, 1929, zitiert nach A. C. BACHMEYER (Hrsg.), The Hospital in modern society. New York 1943, S. 13.

für den medizinischen Unterricht und die medizinische Forschung offen sein. Ökonomische Gesichtspunkte werden zu beachten sein. Die Verbesserung des medizinischen Wissens sollte den Kranken nicht zu einem Fall oder einer defekten Maschine werden lassen, sondern in ihm immer den kranken und leidenden Menschen mit Sprache und Bewußtsein und Selbstverantwortung sehen lernen. Ausbildung und Forschung sollten im Sinne jener alten Mönchsregel des Benedikt von Nursia aus dem 6. Jahrhundert stets der Pflege des Kranken untergeordnet bleiben und sich nicht verselbständigen: »infirmorum cura ante omnia et super omnia adhibenda est«.

Die folgenden sechs Momente scheinen vor dem Hintergrund der Geschichte für die Universitätsklinik als Verbindung von Therapie, Ausbildung und Forschung besonders wichtig zu sein:

1. eine für jedes Fach charakteristische Konzentration auf universitäre Therapie, Maximalversorgung und Regelversorgung;
2. Humanität in der Klinik als Integration der Lebenswelt und Anerkennung des Patienten als einer autonomen Person;
3. Orientierung der medizinischen Ausbildung neben dem Lehrbuchwissen an Forschungslogik und Forschungsthemen;
4. Freistellung von Ärzten an den Universitätskliniken für die Forschung sowie enge Kooperation unter den vorklinischen, theoretischen und klinischen Fächern;
5. Förderung der außeruniversitären Forschung in Krankenhäusern und Praxen;
6. Öffentlichkeitsarbeit für eine ideelle, materielle und juristische Unterstützung der Forschung.

Krankenversorgung. Ärztliche Wirklichkeit

von Kurt Kochsiek

Universitätskliniken sind entsprechend dem Auftrag der Universität in erster Linie Einrichtungen für die Forschung, die Lehre und zur Ausbildung des wissenschaftlichen Nachwuchses. In der klinischen Medizin ist diese Aufgabe nicht ohne Krankenversorgung zu erfüllen. Dadurch gewinnt in der Medizinischen Fakultät ein Element eine zentrale Bedeutung, das der übrigen Universität weitgehend fremd ist, nämlich die Dienstleistungsfunktion. Diese Sonderstellung der Medizin wird auch in Zukunft (wie bisher) immer zu Kollisionen mit den übrigen Fakultäten führen, da die gesamtuniversitären Regelungen oftmals nur schwer mit den Pflichten in der Krankenversorgung in Einklang zu bringen sind.

Die Universitätskliniken können ihren Aufgaben in Forschung und Lehre nur nachkommen, wenn sie Krankenversorgung im Sinne der Maximalversorgung betreiben. Die klinische Forschung erfordert den Einsatz der modernsten technischen und apparativen Einrichtungen in Diagnostik und Therapie; und nur mit diesem Standard können die Studenten den Unterricht erhalten, der sie befähigt, ihren Beruf lebenslang auszuüben auf dem Boden der ständig fortschreitenden wissenschaftlichen und praktischen Erkenntnisse. Maximalversorgung bedeutet aber auch, daß in einem Universitätsklinikum die ganze Breite der Spezialfächer der klinischen Medizin in bester Ausstattung vorhanden sein muß, damit nicht nur die bestmögliche Betreuung aller, auch multimorbider Patienten gewährleistet, sondern ebenfalls eine interdisziplinäre fächerübergreifende Forschung möglich ist.

I. Die Krankenversorgung

Wenn ich mich im folgenden dem Problem der Krankenversorgung in den Universitätskliniken zuwende, so werde ich schwerpunktmäßig vor allem die sogenannten »großen Fächer« ansprechen. Für diese »großen Fächer« ergeben sich deswegen Besonderheiten, weil sie immer auch in den außeruniversitären Krankenhäusern vertreten sind, wodurch sich Besonderheiten und Unterschiede in der Zusammensetzung des »Krankengutes« ergeben. Die sogenannten »kleinen Fächer«, wie Augen-, HNO-Heilkunde, Neurochirurgie

usw. sind dagegen fast nur in Universitätskliniken vertreten. Sie haben in der
Regel ein überregionales Einzugsgebiet, und sie sind deshalb meistens größer
ausgebaut, als es ihrer Bedeutung für Forschung und Lehre entspricht. Unter
dem Gesichtspunkt der Lehre besteht deshalb fast in allen Universitätskliniken ein gewisses Ungleichgewicht zwischen der Größe und dem Ausbaustand der einzelnen Fächer. Diese Imbalanz wirkt sich ungünstig auf die Zulassungszahlen entsprechend der KapVO aus. (Davon wird gleich nochmals
die Rede sein.)

Der breite Ausbaustand der »großen Fächer« in den außeruniversitären
Krankenhäusern, vor allem der inneren Medizin und der Chirurgie, teilweise
auch der Frauenheilkunde, hat erheblichen Einfluß auf die Zusammensetzung des »Krankengutes« in den Universitätskliniken. In der Regel wird nur
der Patient, für dessen Diagnostik und Therapie die speziellen medizinischen
Kenntnisse und die moderne apparative Ausstattung in den Universitätskliniken erforderlich sind, dorthin eingewiesen. Der »normal kranke« Patient
wird dagegen in einem außeruniversitären Krankenhaus behandelt. In den
Universitätskliniken finden wir deshalb immer eine relativ große Zahl von
Patienten mit sehr seltenen oder besonders schweren Erkrankungen, eine für
die Lehre nicht gerade günstige Konstellation. Allerdings sind die Unterschiede zwischen den einzelnen Universitätskliniken in dieser Hinsicht sehr
groß. Während in den großen Städten, in denen neben dem Universitätsklinikum zahlreiche leistungsfähige außeruniversitäre Krankenhäuser zur Verfügung stehen, in der Regel ein hinsichtlich der Schwere und Seltenheit der
Erkrankung relativ einseitiges »Krankengut« angetroffen wird, entspricht in
kleinen Universitätsstädten, beispielsweise in Tübingen oder Marburg, wo
das Universitätsklinikum das einzige Krankenhaus am Ort ist, die Zusammensetzung des »Krankengutes« mehr den »normalen« Verhältnissen.

Entsprechend ihrem hohen Standard haben Universitätskliniken Aufgaben wahrzunehmen, die anderen Krankenhäusern fremd sind. Neben den
üblichen Nacht- und Sonntagsdiensten müssen die Universitätskliniken für
zahlreiche Notfälle Bereitschaftsdienste unterhalten. Ohne jeden Anspruch
auf Vollständigkeit nenne ich: einen Replantationsdienst für abgetrennte
Gliedmaßen, einen Organtransplantationsdienst, der häufig auch einen Ex-
plantationsdienst für die betreffenden Organe einschließt, die oftmals per
Notarztwagen, Hubschrauber oder Flugzeug über große Strecken transpor-
tiert werden müssen. Frauen- und Kinderkliniken müssen rund um die Uhr
ein peri- und neonatologisches Zentrum unterhalten. In den Chirurgischen
Kliniken müssen über den normalen Dienst hinaus erfahrene Kräfte für

komplizierte Zweiteingriffe zur Verfügung stehen. Ähnliches gilt auch für Innere Kliniken, in denen besonders erfahrene Experten für Endoskopie, interventionelle Kardiologie, Intensivmedizin, aber auch für Probleme der Infektiologie in ständiger Bereitschaft vorhanden sein müssen. (Ich darf an dieser Stelle schon andeuten, wie schwierig sich diese Verpflichtungen in der Notfallmedizin mit einer Kontinuität erfordernden klinischen Forschungstätigkeit vereinbaren lassen. Dieser permanente Bereitschaftsdienst einiger weniger hochqualifizierter und erfahrener Fachärzte ist *ein* Grund, warum ein vollständiger Abbau von Überstunden in unseren Universitätskliniken niemals möglich werden wird.)

II. Die Finanzierung

Im Gegensatz zur Gesamtuniversität, die nahezu ausschließlich durch staatliche Alimentation finanziert wird, erfolgt die Finanzierung des Universitätsklinikums zumindest teilweise über die sogenannten »Pflegesätze«. Diese Pflegesätze sind in einem äußerst komplizierten Findungsprozeß beim Inkrafttreten des Krankenhausfinanzierungsgesetzes, wohl im Jahre 1975, festgesetzt worden. Der also vor fünfzehn Jahren festgesetzte Pflegesatz bildet gewissermaßen den Sockel, auf dem sich bis heute die jährlichen prozentualen Erhöhungen aufbauen. Damit soll auch schon angedeutet sein, daß Kliniken, die 1975 das Glück gehabt haben, einen relativ hohen ersten Pflegesatz zugesprochen bekommen zu haben, auch heute noch günstig dastehen, während Kliniken, bei denen der erste Pflegesatz niedrig lag, trotz aller Anstrengungen von diesem niedrigen Pflegesatz nie mehr heruntergekommen sind. Das betrifft zum Beispiel das Universitätsklinikum Würzburg. Bekanntlich machen die Personalkosten den höchsten Anteil an den Pflegesätzen aus: Zum damaligen Zeitpunkt wurde das Würzburger Klinikum noch von Ordensschwestern betreut, die ja bekanntlich für einen »Vergelt's-Gott-Lohn« gearbeitet haben. Dementsprechend lag der erste Pflegesatz niedrig, und wir in Würzburg leiden heute noch darunter.

Die zu geringe Höhe des Pflegesatzes beeinflußt gewiß negativ die Leistungsfähigkeit eines Klinikums, indem es eben Schwierigkeiten macht, besonders kostenaufwendige neue diagnostische oder therapeutische Verfahren einzuführen. Zwar zahlen die Versicherungsträger für extrem teuere Verfahren, wie etwa Organtransplantationen, Sonderentgelte; diese Sonderentgelte bewirken aber wiederum eine geringere Steigerungsrate der allgemeinen

Pflegesätze, so daß sich die Sonderentgelte auf der Einnahmeseite summa summarum kaum auswirken. In vielen Universitätskliniken können deswegen neuere Entwicklungen aus finanziellen Gründen nicht aufgenommen werden. (In diesem Zusammenhang möchte ich nur an die Diskussion über die Organtransplantation im Land Baden-Württemberg erinnern.)

Entsprechend ihrem Auftrag werden von den Krankenkassen nur die Aufwendungen für die Krankenversorgung finanziert. Die Kosten für Forschung und Lehre müssen dagegen von den jeweiligen Bundesländern getragen werden. Die tatsächliche Höhe der finanziellen Aufwendungen für Forschung und Lehre ist seit dem Inkrafttreten dieser Regelung, also seit 1975, strittig. Alle Versuche, verbindliche Anhaltspunkte dafür zu erreichen, sind gescheitert. Am einfachsten wäre ein Kostenvergleich zwischen einem Universitätsklinikum und einem außeruniversitären Krankenhaus der Maximalversorgung gleicher Größe. Leider gibt es in der Bundesrepublik keine Klinika, die in dieser Hinsicht einen realistischen Kostenvergleich gestatten. Der Anteil für Forschung und Lehre an den Pflegekosten wird von den Krankenkassen und den Bundesländern als Träger der Universitätsklinika verständlicherweise unterschiedlich eingeschätzt. Während die Länder von einem Anteil von maximal 25 % ausgehen, schätzen die Krankenkassen, daß dieser Anteil bei weit über 30 % liegt. Der tatsächliche prozentuale Zuschuß ist in den einzelnen Universitätskliniken sehr verschieden. Aus einer Zusammenstellung des Ministeriums für Wissenschaft und Forschung des Landes Nordrhein-Westfalen lassen sich etwa folgende Zahlen entnehmen: Der niedrigste prozentuale Staatszuschuß lag 1987 bei 14,7 % bzw. bei 43,3 Millionen DM, der höchste Staatszuschuß lag bei 45,4 % respektive bei 212,2 Millionen DM. (Aus Gründen der Diskretion möchte ich die beiden Universitätsklinika nicht nennen, die diese Eckdaten markieren. Um aber falschen Vorstellungen vorzubeugen, möchte ich mit aller Deutlichkeit zum Ausdruck bringen, daß die Zuschüsse des Staates, die schamhaft für Forschung und Lehre deklariert werden, in den meisten Universitätskliniken in einem ganz erheblichen Prozentsatz zur Finanzierung der Krankenversorgung eingesetzt werden *müssen*.)

Die genannten Pflegekosten beinhalten nur die Personal- und die Sachaufwendungen für die Krankenversorgung, nicht jedoch die Aufwendungen für Investitionen und Großgeräte. Diese werden nach dem Hochschulbauförderungsgesetz als Gemeinschaftsaufgabe von Bund und Ländern finanziert, d. h. jede Baumaßnahme für 500 000 DM und jedes Gerät mit Kosten über 150 000 DM werden nach Begutachtung durch die Deutsche Forschungsgemeinschaft und nach Zustimmung durch den Wissenschaftsrat in die Gemeinschaftsfinanzierung überführt, in der 50 % vom Bund und 50 % vom jeweiligen Bundesland getragen werden müssen. Diese Aufwendungen werden in den jährlichen Rahmenplänen für den Hochschulbau zusammengefaßt, die vom Wissenschaftsrat aufgestellt werden. Der Anteil der Medizin, und hier in erster Linie der Klinika, an den Aufwendungen für den Hochschulbau hat viele Jahre bei nahezu 50 % gelegen und ist erst im letzten Jahr auf 41 % zurückgegangen. In den einzelnen Bundesländern ist der prozentuale Anteil allerdings sehr unterschiedlich. In Ländern, die neue Klinika gebaut und abgeschlossen haben, wie beispielsweise in Niedersachsen, liegt der Anteil niedrig, etwa um 20 %, während in anderen Bundesländern, in denen ein Klinikbauprogramm notwendig wurde, der Anteil bis zu 75 % wächst.

Ein Sonderproblem bei der Finanzierung der Krankenversorgung bilden die Polikliniken und Ambulanzen. Trotz intensiver Verhandlungen stehen die Krankenkassen auf dem Standpunkt, daß die Untersuchung und Behandlung poliklinischer Patienten ganz überwiegend zum Zweck von Forschung und Lehre erfolgen, und sie sind deswegen nur bereit, eine geringe Pauschale zu vergüten. Aus diesem Grund muß der staatliche Zuschuß für den ambulanten Bereich ungewöhnlich hoch liegen; indes ist es nur sehr schwer möglich, exaktes Zahlenmaterial zu bekommen. Wie lukrativ für die Kassen die poliklinische Untersuchung und Behandlung ambulanter Patienten jedoch sein muß, kann man daran ermessen, daß von manchen Krankenkassen in ländlichen Gegenden gemeinschaftliche Kleinbusfahrten für ambulante Patienten zu den Polikliniken organisiert werden, weil die Betreuung in einer Universitäts-Poliklinik oder einer Spezialambulanz sehr viel kostengünstiger ist als die Behandlung durch niedergelassene Fachärzte mit der Abrechnung von Einzelleistungen. Seit dem 1. April 1990 werden in allen bayerischen Polikliniken und Ambulanzen sämtliche erbrachten Leistungen aufgelistet, um verbindliches Zahlenmaterial über die tatsächliche Höhe der Ambulanzkosten zu erhalten. Mit dieser Aktion verbindet sich die Hoffnung, eine sachgerechtere Vergütung für poliklinische Patienten durch die Krankenkassen zu erreichen.

III. Die Lehre

Die Lehre an den Universitätskliniken wird im wesentlichen durch die Approbationsordnung und die KapVO geregelt. Die jährlichen Zulassungszahlen für die Studenten werden dabei über die betten- bzw. patientenbezogene Kapazität festgelegt. Grundlage dafür sind sämtliche sogenannten Betten des

Universitätsklinikums samt jenen Krankenhausbetten, die durch Vertrag für
die Lehre genutzt werden. Diese Regelung ist wie so vieles andere in unserer
Universitätslandschaft wirklichkeitsfremd. Ein Universitätsklinikum besteht
aus vielen Kliniken und Abteilungen, aber die Bedeutung der einzelnen Fächer für den Unterricht ist recht unterschiedlich. Das Kernfach für den klinischen Unterricht ist die Innere Medizin. Freilich ist die Innere Medizin an
vielen Universitätskliniken bettenzahlmäßig nicht besonders stark ausgebaut,
da für die Krankenversorgung zahlreiche außeruniversitäre Krankenhäuser
mit Abteilungen für Innere Medizin zur Verfügung stehen. Genau umgekehrt sieht es bei den Abteilungen der »kleinen Fächer« aus: Sie sind häufig
die einzigen Kliniken dieser Art in der Region, zwar mit einem entsprechend
großen Einzugsgebiet, ihre Bedeutung für den Studentenunterricht ist dagegen weniger groß. Noch grotesker wird die Situation, wenn außeruniversitäre
Krankenhäuser vertraglich für die Lehre genützt werden müssen, weil im
Universitätsklinikum das entsprechende Fach nicht vertreten ist. Das gilt in
Würzburg zum Beispiel für die Orthopädie, die sich im »König-Ludwig-
Haus«, einem Krankenhaus des Bezirkes Unterfranken, befindet. Während
für die Ausbildung der Studenten etwa 80 orthopädische Betten ausreichend
wären, gehen nach der Rechtsprechung die 160 Betten des Bezirkskranken-
hauses voll in die Berechnung der Kapazität ein, so daß die Universität Würzburg 23 zusätzliche Studenten aufnehmen mußte.

Einziger sinnvoller Maßstab für die Festlegung von Zulassungszahlen
dürfte nur die Eignung und die Belastbarkeit von Patienten in den unter-
richtsrelevanten Fächern, also insbesondere der Inneren Medizin sein. Aber
auch hier gibt es, wie schon erwähnt, innerhalb der Universitätsklinika Unterschiede. Universitätskliniken in kleinen Städten, wo die Funktionen des
Kreis- und Stadtkrankenhauses wahrgenommen werden müssen, werden
einen höheren Anteil an unterrichtsgeeigneten Patienten haben als Universitätskliniken in Großstädten, wo sich vermehrt Schwerstkranke oder Patienten mit seltenen Krankheiten einfinden. Bei der Ermittlung der Kapazitäten
sollte aber auch der bauliche Zustand der Kliniken berücksichtigt werden. In
einem Neubauklinikum mit ausschließlich Zwei- oder Drei-Bett-Zimmern
ist ein praxisnaher »bettseitiger Unterricht« sehr viel einfacher durchzuführen, als in Altbaukliniken mit Vier- und Sechs-Bett-Zimmern, in denen keine
unterrichtsgeeigneten Nebenräume vorhanden sind.

Nachteilig auf die Lehre wirkt sich auch die ständige Verkürzung der Verweildauer in den Kliniken aus. Sie führt dazu, daß die Patienten schon wieder
entlassen werden, wenn sie nach Abschluß der Diagnostik gerade erst für den

Unterricht geeignet sind. Im Vergleich der Akutkrankenhäuser ist die Verweildauer in den Universitätskliniken bekanntlich am kürzesten. Die ständig abnehmende Verweildauer führt auch dazu, daß die kostenintensive diagnostische Betreuung eines Patienten auf wenige Tage komprimiert wird, während die in der Regel kostengünstigere Behandlungsphase mit ihrer besonderen Eignung für den Unterricht durch Entlassung oder Verlegung des Patienten immer kürzer wird.

Diese Verhältnisse verschärfen darüber hinaus den augenblicklichen Pflegenotstand. Die Belastungen des Pflegepersonals durch die immer intensivere und komprimierte Diagnostik und Therapie nehmen ständig zu, so daß das Pflegepersonal für die Erfordernisse der Lehre, beispielsweise den Transport der Patienten, die Besorgung von Unterlagen, Röntgenbildern oder Laborwerten nicht mehr zur Verfügung steht. Auch kann das Pflegepersonal zur Unterstützung der Forschung, etwa für Blutentnahmen oder Blutdruckmessungen, kaum noch eingesetzt werden.

Auch die Belastung der Wissenschaftlichen Assistenten durch den Unterricht ist groß. Wenn entsprechend den Empfehlungen des Wissenschaftsrates der direkte bettseitige Unterricht nur in kleinen Gruppen bis maximal vier Personen durchgeführt werden soll, bedeutet dies, daß für das Praktikum der Inneren Medizin in Würzburg zweimal wöchentlich für je drei Stunden 40 der 55 Professoren und Assistenten *allein* für die Lehre abgestellt werden müssen. Die Arbeit auf den Stationen und in den Funktionsbereichen läuft selbstverständlich weiter.

Eine zusätzliche Lehrbelastung erwächst den Universitätskliniken noch durch die Unterrichtsverpflichtungen an den zahlreichen Fachschulen für Medizinisches Hilfspersonal. Auch dieser Unterricht trifft überwiegend die Innere Medizin. In Würzburg muß Unterricht erteilt werden an den Krankenpflegeschulen, an der Schule für Kinderkrankenpflege, an der Hebammenschule, an der Fachschule für Massage, an der Fachschule für Krankengymnastik, an der Fachschule für Diätassistentinnen und an der MTA-Schule.

IV. Die Forschung

Es ist dem Fachmann bekannt, daß es mit der klinischen Forschung in der Bundesrepublik Deutschland im internationalen und besonders im Vergleich mit den angloamerikanischen und den skandinavischen Ländern trotz herausragender Einzelleistungen nicht gerade zum besten bestellt ist. Die Ursa-

chen sind vielschichtig; sie können in der Stellungnahme des Wissenschaftsrates zur Situation der klinischen Forschung in der Bundesrepublik aus dem
Jahre 1986 nachgelesen werden. Grundsätzlich ist zu fordern, daß die
Grundausstattung für die Forschung vom jeweiligen Bundesland als dem
Träger des Universitätsklinikums zur Verfügung gestellt wird. Dabei werden
die Großgeräte über das HBFG finanziert – und unterliegen damit einer
strengen fachlichen Begutachtung und Kontrolle. Die personellen und die
sächlichen Aufwendungen für die Forschung sollten nach meiner Meinung
ganz überwiegend über Drittmittel finanziert werden. Nur so erscheint mir
eine Kontrolle der Forschung, falls so etwas überhaupt möglich ist, einiger-
maßen aussichtsreich. Die Einwerbung von Drittmitteln stellt damit aber
auch für die Öffentlichkeit, für die Politik und für die zuständigen Ministerien einen Maßstab für die Forschungsaktivitäten einer Klinik dar, an dem
die Vergabe von Haushaltsmitteln und Personalstellen ausgerichtet werden
kann. Nach meiner Erfahrung wird von diesem Qualifikationskriterium bisher nur unzureichend Gebrauch gemacht.

Der klinische Forscher in der Bundesrepublik befindet sich in einer wenig
beneidenswerten Lage. Die Einnahmen einer Klinik und damit auch der Zuschuß für Lehre und Forschung richten sich nach der Belegung einer Klinik,
die aber immer in Korrelation zur Verweildauer beurteilt wird, d. h. eine gut
funktionierende Krankenversorgung mit einem großen Patientenumsatz lie-
fert eine hohe Anzahl an Pflegetagen, verschafft also günstige Ziffern für Belegung und Verweildauer – und damit hohe Einnahmen. Dieses Engagement
in der Krankenversorgung kann aber nur zu Ungunsten des Zeitbudgets für
die Forschung geleistet werden. Von den Politikern, die letztlich über die Fi-
nanzen eines Universitätsklinikums zu entscheiden haben, werden jedoch im
allgemeinen die Leistungen in der Krankenversorgung, weil für die Allgemeinheit verständlicher und damit einfacher in politische Pluspunkte umzu-
setzen, deutlich höher bewertet als Leistungen in der Forschung. Während
meiner Tätigkeit im Wissenschaftsrat, in dem ich mit vielen Politikern aller
Couleur zusammengekommen bin, habe ich kaum einmal etwas über gute
Forschungsleistungen, über Sonderforschungsbereiche, klinische Forschergruppen oder Höhe der Drittmittel in einem Klinikum gehört. Um so häufiger war aber zu vernehmen, daß besonders viele und daß besonders erfolg-
reich Organe transplantiert worden seien, oder daß die Herzchirurgie oder
die Unfallchirurgie oder irgendein anderes Spezialgebiet nicht nur regional,
sondern über die Landesgrenzen hinaus bekannt und gefragt sei. Die erfolgreiche Organtransplantation bei einem älteren Politiker trägt zur Vermeh-

rung des ärztlichen Ansehens deutlich stärker bei als die Einladung zu Referaten ins Ausland oder die Verleihung von Preisen, es sei denn, daß es sich um den Nobelpreis handelt, der jedoch bisher nur ganz wenige Male Klinikern zuerkannt worden ist. Der klinische Forscher befindet sich also in dem Dilemma zwischen öffentlicher Anerkennung durch Leistungen in der Krankenversorgung und der weniger spektakulären Anerkennung in der Scientific Community durch gute Forschung. In anderen zivilisierten Ländern ist dieses Dilemma bei weitem nicht so auffällig. Selbstverständlich ist man auch dort stolz auf herausragende Erfolge in der Krankenversorgung, eine internationale Anerkennung wird dem Forscher aber selbstverständlich durch ein besseres Gehalt und durch großzügigere Zuteilung von Forschungsmitteln honoriert.

V. Aus- und Weiterbildung

Zuletzt ist von den Problemen bei der Ausbildung des wissenschaftlichen Nachwuchses zu sprechen. Diese Probleme sind besonders in den großen Fächern eng verbunden mit der Strukturierung des jeweiligen Faches. Die Ausbildung zum Wissenschaftler setzt in der klinischen Forschung eine gründliche Schulung in einem der naturwissenschaftlichen Grundlagenfächern oder aber in einem sozialwissenschaftlichen Fach voraus. Wegen der Vielschichtigkeit und der Kompliziertheit des Gegenstandes kann ohne eine solche Vorbildung klinische Forschung nicht mehr erfolgversprechend betrieben werden. Für die Aneignung der Kenntnisse in einem Grundlagenfach genügt eine etwa zweijährige Ausbildung in einem entsprechenden Institut. Ein vollständiges Zweitstudium ist meistens nachteilig, da der Forscher zu alt wird und das Zweitstudium häufig nur aus Unentschlossenheit und der Furcht vor beruflicher Selbständigkeit angestrebt wird. Ausnahmen bestätigen allerdings auch hier die Regel.

Wann die theoretische Ausbildung absolviert werden soll, kann nicht schematisch entschieden werden, sondern der Zeitpunkt hängt vom Einzelfall ab. Aus praktischen Gründen erscheint es häufig zweckmäßig, die theoretische Ausbildung vor dem Eintritt in die Klinik durchzuführen. Der Weg in die Theorie sollte jedoch nur nach einer eingehenden Beratung durch den zukünftigen klinischen Mentor erfolgen. Sinnvoller dürfte es wahrscheinlich sein, den Weg in die methodisch-spezialisierte Theorie erst nach einigen Jahren klinischer Erfahrung zu gehen. Aus anderen praktischen Gründen, wie etwa der Facharztweiterbildung, der Stellung innerhalb der Klinikhierarchie, der inzwischen gefundenen Lust und Liebe an der klinischen Arbeit, – und wegen der verschiedensten Lebensumstände, ist ein solcher Weg jedoch häufig nur sehr schwer zu realisieren.

Die Weiterbildung zum Facharzt ist besonders auf dem Gebiet der Inneren Medizin in einer in mehrere Abteilungen gegliederten Medizinischen Klinik oder in einem Zentrum für Innere Medizin nicht ganz einfach. Erfahrungsgemäß ist die Neigung zur Rotation zwischen den Abteilungen nicht besonders groß. Der Assistent verläßt seine »Mutterabteilung« nur ungern, weil er hier seine wissenschaftliche und seine klinische »Heimat« hat, weil er Nachteile in der Kompetition innerhalb seiner »Mutterabteilung« befürchtet, weil ihn die fremde Abteilung nur als Fremden akzeptiert und weil die speziellen Verfahren in dieser Abteilung, die er gern kennenlernen möchte, von den abteilungszugehörigen Assistenten wahrgenommen und verteidigt werden.

Niemand kann bestreiten, daß die Gliederung großer, früher einheitlicher Kliniken in mehrere selbständige Abteilungen mit unterschiedlichen Schwerpunkten die Weiterbildung im Gesamtfach beträchtlich erschwert hat. In nicht wenigen Kliniken oder Abteilungen dürfte es heute kaum noch möglich sein, die Kenntnisse, Fähigkeiten und Erfahrungen vermittelt zu bekommen, die für einen Gebietsarzt vorgeschrieben sind. Auf der anderen Seite verlangen der medizinische Fortschritt und die wissenschaftliche Entwicklung die Strukturierung großer Kliniken in verschiedene Schwerpunkte, was für die Forschung zweifellos große Vorteile hat. Aber dieser Vorteil wird nicht nur für die Weiterbildung, sondern auch für die Lehre mit erheblichen Nachteilen erkauft, da häufig nur noch Organkrankheiten gelehrt werden, ohne die Zusammenhänge mit dem Gesamtorganismus und dem kranken Menschen in seiner Gesamtpersönlichkeit entsprechend zu berücksichtigen. Die Notwendigkeit zur Strukturierung erfordert ebenso notwendig einen Zwang zur Integration. In den großen amerikanischen Kliniken wird dieser Zwang vom »Chief of the Department« ausgeübt, der mit einer erheblichen Machtfülle ausgestattet ist, um eben die Integration der Fächer für die Weiterbildung, Lehre und Krankenversorgung durchzusetzen. Leider sehen unsere gesetzlichen Regelungen (wahrscheinlich aus Gründen eines falschen Demokratieverständnisses) eine solche herausgehobene Position nicht vor. Der bei uns übliche geschäftsführende Direktor ist höchstens Primus inter pares ohne jede direkte Einflußmöglichkeit. Hier scheinen endlich verbindliche gesetzliche Regelungen an der Zeit, damit nämlich die Strukturierung großer Fächer nicht zur Teilung, Zergliederung und schließlich zur Auflösung des Mutterfaches führt – zum Nachteil für die Patienten, zum Nachteil für die Aus- und Weiterbildung und zum Nachteil für die Lehre.

Zum Schluß sei noch auf eine weitere Gefahr aufmerksam gemacht, die sich aus der fortschreitenden Spezialisierung mit nachfolgender Strukturierung ergeben kann: die teils unbewußte, häufig aber auch bewußte Entwicklung von Monopolstellungen bei speziellen diagnostischen oder therapeutischen Verfahren. Wenn neue Methoden in Diagnostik und Therapie *so weit* entwickelt sind, daß sie zur klinischen Routine gehören, dann müssen diese Verfahren von den Universitätskliniken an außeruniversitäre Krankenhäuser weitergegeben werden, damit die Universitätskliniken entlastet werden und sich wieder neuen Aufgaben zuwenden können. Es kann nicht die Aufgabe von Universitätskliniken sein, im großen Umfang Routineaufgaben wahrzunehmen oder gar zu konservieren. Da diese Routineaufgaben in der Regel nur mit Großgeräten durchzuführen sind, haben die Fachgutachter, und zwar gerade die für das Großgeräteprogramm, in dieser Hinsicht wichtige Einwirkungsmöglichkeiten und Steuerungsfunktionen.

VI. Zusammenfassung

Die gegenwärtigen Schwierigkeiten in den Universitätskliniken sind vielschichtig; eine Besserung ist nur durch die gemeinsame Anstrengung aller Beteiligten möglich. Die Kliniken und Abteilungen selbst sollten nur in dem unbedingt notwendigen Ausmaß Routineaufgaben übernehmen und sie sollten versuchen, auf freiwilliger Basis dem Fächeregoismus und dem Partikularismus der Spezialfächer entgegenzusteuern. Der Staat sollte diese Anstrengungen durch gesetzliche Regelungen oder Verordnungen unterstützen. Wichtig wäre wohl eine Entlastung von Lehraufgaben durch die Absenkung der Zulassungszahlen. Die Kapazitätsverordnung, die von einem fiktiven einheitlichen Universitätsklinikum ausgeht, also von einer Nivellierung, die es in der Realität nicht gibt, sollte so schnell wie möglich abgeschafft werden. Jede Medizinische Fakultät sollte in eigener Verantwortung die Zahl der Studienanfänger festlegen. Der Staat, die Politik, sollte nicht nur die Leistungen in der Krankenversorgung, sondern in verstärktem Maße auch die Leistungen in der Lehre und vor allem in der Forschung anerkennen. Die Kliniken müssen sich jedoch bemühen, diese Leistungen einer breiten Öffentlichkeit verständlich zu machen. Einige Kriterien hierfür wurden genannt. Ganz allgemein gilt aber, daß die Transparenz in dieser Hinsicht noch unzureichend entwickelt ist. Das derzeitige Finanzierungssystem der Kliniken, das überwiegend von der Krankenversorgung diktiert wird, bindet manche schöpferischen Kräfte in unzulässiger Weise. Die Pflegesätze sollten den Leistungen in der Krankenversorgung angepaßt werden, damit die Zuschüsse für Forschung und Lehre ausschließlich für ihre tatsächlichen Zwecke genutzt werden können. Das gilt besonders für Polikliniken und Ambulanzen. Für Universitätskliniken mit ihren Verpflichtungen in Forschung und Lehre sollte der »Würgegriff« der Krankenversorgung mit seinen Kontrollmechanismen um einiges gelockert werden.

Aufgaben und Voraussetzungen
medizinischer Forschung

von Hans Dierck Waller

Im Hochschulrahmengesetz ist unter § 2 nachzulesen: »Die Hochschulen dienen entsprechend ihrer Aufgabenstellung der Pflege und der Entwicklung der Wissenschaften und der Künste durch Forschung, Lehre und Studium. Sie bereiten auf berufliche Tätigkeiten vor, die die Anwendung wissenschaftlicher Erkenntnisse und wissenschaftlicher Methoden oder die Fähigkeit zu künstlerischer Gestaltung erfordern. Die Hochschulen fördern entsprechend ihrer Aufgabenstellung den wissenschaftlichen und künstlerischen Nachwuchs.«

In § 7 heißt es: »Lehre und Studium sollen den Studenten auf ein berufliches Tätigkeitsfeld vorbereiten und ihm die dafür erforderlichen fachlichen Kenntnisse, Fähigkeiten und Methoden dem jeweiligen Studiengang entsprechend so vermitteln, daß er zu wissenschaftlicher oder künstlerischer Arbeit (...) befähigt wird.«

Forschung *und* Lehre sind also auch für die Universitätskliniken neben der Krankenversorgung ein mindestens gleichrangiger Auftrag, dessen Erfüllung nicht etwa durch Lehrkapazitätsvorgaben von Verwaltungsgerichten oder die Akzentuierung von Dienstleistungsaufgaben in der Krankenversorgung einseitig in Frage gestellt werden kann.

Diese Feststellung mag selbstverständlich klingen, die tägliche Erfahrung belehrt uns jedoch eines anderen. Notwendigkeit und Bedeutung klinischer Forschung sind nicht nur im Bewußtsein von Legislative und Exekutive, sondern auch der breiten Öffentlichkeit in Deutschland unter dem Eindruck hoher Studentenzahlen und der Diskussion von Krankenhausbedarfsplänen und des Krankenhausfinanzierungsgesetzes zur Dämpfung der Kostenexplosion im Gesundheitswesen weitgehend in den Hintergrund getreten. Eine differenzierte Betrachtung von Krankenhäusern mit unterschiedlichem Aufgabenkatalog besteht kaum noch, de facto wird nicht mehr zwischen Krankenhäusern der Maximalversorgung und den Universitätskliniken unterschieden. Folglich ist die Frage zu stellen, ob und wieweit unsere Universitätskliniken noch in der Lage sind, ihren Hochschulaufgaben gerecht zu werden. Wie steht es insbesondere mit der Situation der medizinischen Forschung? Die Exekutive in Baden-Württemberg ist sich dieser Problematik in den letzten beiden Jahren zunehmend bewußt geworden und hat Überlegungen zur Besserung der Situation eingeleitet.

Zunächst sei eine *Definition der medizinischen Forschung* vorangeschickt. Man versteht unter medizinischer Forschung alle wissenschaftlichen Tätigkeiten, die zum Verständnis und Erklären der Entstehung, der Diagnostik und Behandlung von Krankheitsphänomenen beitragen. Die Beschreibung des Krankhaften setzt die Kenntnis des »Normalen« voraus. Untersuchungen pathophysiologischer Zusammenhänge schließen daher auch Analysen normaler humanbiologischer Vorgänge mit ein. Medizinische Forschung erfordert nicht nur subtile ärztliche Beobachtung und Untersuchung, sondern auch die Anwendung modernster naturwissenschaftlicher und technischer Methoden und Denkweisen. Epidemiologische Studien und Therapiestudien, vor allem im Sinne kooperativer, prospektiver Untersuchungen unter Einsatz statistischer und mathematischer Modelle mit Benutzung modernster Anlagen der Datenspeicherung und -verarbeitung gehören zur ebenso notwendigen *klinischen* Forschung.

I. Moderne interdisziplinäre Forschung

Moderne medizinische Forschung läßt sich heute ohne eine enge interdisziplinäre Zusammenarbeit nicht mehr vorstellen. Medizinische Fragestellungen entstehen am Krankenbett, während theoretische und methodische Grundlagen zu ihrer Bearbeitung nur aus den technischen und naturwissenschaftlichen Disziplinen kommen können. Andererseits werden pathophysiologische, diagnostische und therapeutische Überlegungen auch durch moderne Entwicklungen, zum Beispiel in der Technologie oder Zellbiologie, angeregt. Die Halbwertszeit theoretischen und methodischen Wissens ist heute so kurz geworden – in der Regel nur wenige Jahre –, daß nur durch eine enge Kommunikation – am besten innerhalb der Kliniken – zwischen Wissenschaftlern verschiedener Fachrichtungen aktuellste Trends in die medizinische Forschung eingehen können. Zur Verdeutlichung seien einige wenige Beispiele angeführt:

Die *Laserangioplastie* zur Wiedereröffnung verschlossener Herzkranzgefäße setzte die enge Zusammenarbeit in der methodischen Entwicklung zwischen Physikern, Ingenieuren, Physiologen, Gerinnungsfachleuten und Herzspezialisten voraus. Die guten Erfolge dieses Therapieverfahrens –

unter strenger Indikationsstellung – haben neben der Ballondilatation zu einer deutlichen Reduktion der koronaren Bypass-Operationen geführt.

Für die operative Entfernung von *krankhaften Reizbildungszentren im Herzmuskel,* die nach Herzmuskelentzündungen und auch nach Herzinfarkten auftreten und Ursache für lebensbedrohliches Herzjagen sein können, ist die genaue Lokalisation des Herdes Voraussetzung. Die Entwicklung der hierfür notwendigen Methodik war nur durch die enge Kooperation von Elektrophysiologen, Ingenieuren und Kardiologen unter Anwendung neuester elektronischer Apparaturen möglich.

In der *Gastroenterologie* wurden durch die Zusammenarbeit von Physikern, Ingenieuren und Klinikern moderne *endoskopische Methoden* unter Anwendung neuer Glasfiberinstrumente, neuerdings auch computerisierter Verfahren, ausgearbeitet, mit deren Hilfe zahlreiche Eingriffe – beispielsweise zur Entfernung von Gallensteinen aus dem Gallengang – heute ohne chirurgische Maßnahmen durchgeführt werden können.

Diese drei Beispiele zeigen, wie durch interdisziplinäre Zusammenarbeit modernste technologische Entwicklungen *für die Therapie in der Klinik direkt nutzbar* gemacht werden können. Dasselbe gilt für den Fortschritt in unseren pathophysiologischen Vorstellungen über die Ursachen und die Entstehung von Erkrankungen.

In der *Hämatologie und Onkologie* zum Beispiel wissen wir heute durch die Kooperation von Molekularbiologen, Molekulargenetikern, Biochemikern und Klinikern über die Entstehung von Tumoren und Leukämien und deren Klassifizierung wesentlich mehr als noch vor zehn Jahren. Die Entdeckung von Zytokinen und deren gentechnologische Herstellung hat zu völlig neuen Therapieansätzen geführt.

In der *Immunologie* wurde unser Verständnis der Struktur und Regulation des Immunsystems durch die Anwendung immunbiologischer Methoden wesentlich verfeinert – auch hier sind in Kürze neue therapeutische Prinzipien zu erwarten. Die Anwendung moderner immungenetischer Methoden hat uns gezeigt, daß die Manifestation vieler Erkrankungen genetisch determiniert ist. Auch die großen Erfolge der Transplantationschirurgie wären ohne die faszinierenden Fortschritte in der Immunologie nicht denkbar. Wiederum kommen die Fragestellungen aus der Klinik, ihre Beantwortung erfolgte gemeinsam mit Wissenschaftlern der Grundlagenfächer.

Auch der *allgemeine Transfer neuer zellbiologischer und molekularbiologischer Techniken* in medizinische Laboratorien hat unsere diagnostischen Möglichkeiten und pathophysiologischen Vorstellungen wesentlich bereichert. Mit Hilfe monoklonaler Antikörper lassen sich spezifische Zellstrukturen, aber auch Fremdsubstanzen bestimmen. Die Anwendung moderner Methoden zur Analyse und Synthese von DNA und RNA ermöglicht es heute, unter Einsatz von cDNA und neuerdings auch der PCR-Technik (Polymerase chain reaction) kleinste Mengen von DNA, etwa von Viren, in jeder Form von Geweben und Körperflüssigkeiten zuverlässig nachzuweisen. Anwendungsbereiche und Dauer des Wissenstransfers hängen wesentlich von der Intensität der Kooperation von Medizinern und Naturwissenschaftlern ab.

Neben der Grundlagenforschung und der angewandten Forschung hat die *klinische Forschung* unverändert ihren Stellenwert behalten. Besonders zur Beurteilung der Effektivität neuer Therapieverfahren ist die Anwendung moderner Methoden zur *Informationsverarbeitung im Rahmen prospektiver Studien* unabdingbar. Hier ist die Kooperation mit in die Klinik integrierten Informatikern und Statistikern unumgänglich.

II. Die Effizienz der medizinischen Forschung

Die genannten großen Fortschritte wurden überwiegend in den angelsächsischen Ländern, Skandinavien, Japan und auch Frankreich erarbeitet. Hierbei sei jedoch betont, daß die klinische Forschung in unserem Lande nicht so unbedeutend ist, wie sie manchmal dargestellt wird. Einzelforscher und Forschergruppen haben international stark beachtete Arbeiten vorgelegt. Als Beispiele darf ich die Entwicklung der Calciumantagonisten, Ergebnisse auf dem Gebiet der Tumorvirologie, Enzymhämatologie, Immunbiologie und Transplantationsimmunologie, des Myokardstoffwechsels und der Diabetologie nennen.

Kritisch ist jedoch anzumerken, daß die Gesamtforschungsergebnisse in der Medizin − vor allem was Innovationen betrifft − in keinem angemessenen Verhältnis zur Summe der Investitionen stehen. Es wurden nicht nur in der Grundausstattung, sondern auch durch Drittmittelgeber beachtliche Mittel zur Verfügung gestellt. Die Deutsche Forschungsgemeinschaft[1] bewilligte allein 1988 für die Biowissenschaften im Normalverfahren − d. h. vor allem für Einzelprojekte − 172 Millionen DM, in Schwerpunktprogrammen

---

[1] *Deutsche Forschungsgemeinschaft*, Tätigkeitsbericht 1988 (Band I des Jahresberichtes).

9,8 Millionen DM und für Sonderforschungsbereiche in der Medizin 63 Millionen DM. Von der DFG wurden 1988 in der Medizin zehn Schwerpunkte, acht Forschergruppen und 29 Sonderforschungsbereiche gefördert. Hinzu kommen Förderungsprogramme durch das Bundesministerium für Forschung und Technologie und durch eine Reihe von Stiftungen – zum Beispiel durch die Dr.-Mildred-Scheel-Stiftung in Höhe von jährlich 20–25 Millionen DM.

III. Ursachen mangelnder Effizienz der medizinischen Forschung in Deutschland

Welche Begründungen gibt es für die wenig befriedigende Effizienz der medizinischen Forschung in Deutschland? Hier sind zu nennen:

1. *Die fehlende Bildung von Forschungsschwerpunkten in den meisten medizinischen Fakultäten und Kliniken.* Eine konsequente Berufungspolitik unter Berücksichtigung der Integration wissenschaftlicher Programme mehrerer Fächer bildet die Ausnahme. Die Bündelung vorhandener personeller und finanzieller Ressourcen ist dadurch fast unmöglich.

2. *Die in Deutschland traditionell institutionalisierte Trennung von Grundlagenforschung und Klinik.* Der durch die Approbationsordnung festgelegte Aufgabenkatalog der medizintheoretischen Institute kompliziert die Anpassung der klinischen Forschung an moderne Entwicklungen in den Naturwissenschaften erheblich. Die Institute sind vorwiegend mit eigenen Fragestellungen befaßt, die Unterrichtsbelastung durch die hohen Studentenzahlen ist erheblich. Die Öffnung der medizinischen Forschung zu den Fächern Biologie, Molekularbiologie, Immunbiologie und auch Biochemie ist institutionell sehr erschwert und beschränkt sich auf die Initiative einzelner Wissenschaftler. Moderne naturwissenschaftliche Erkenntnisse und Methoden finden daher in den Kliniken nur begrenzt und sehr spät Eingang in die Forschung. Andererseits werden aktuelle klinische Fragestellungen von den Grundlagenfächern kaum aufgegriffen. Innovative Erkenntnisse zur Pathogenese von Krankheitsbildern, beispielsweise unter Anwendung molekularbiologischer Methoden, gehen daher selten auf deutsche Arbeitsgruppen zurück.

Auch die *Einrichtung von Instituten und Abteilungen für Experimentelle Medizin* hat keine wesentlichen Impulse gebracht. Nach unserer Umfrage aus dem Jahr 1985 an 27 Medizinischen Fakultäten bestanden zu dieser Zeit

68 unterschiedlich große, meistens der Chirurgie oder Anästhesiologie angeschlossene Einrichtungen dieser Art. Sie sind fast immer von einer sehr eingegrenzten Fachbezogenheit – abhängig von den speziellen Interessen des Abteilungsleiters. Mehrere Fächer haben nur an wenigen Universitäten wirklichen Nutzen davon. An den meisten Universitäten ist die Leistungsfähigkeit dieser Institutionen im internationalen Vergleich nur sehr begrenzt. Der Personalstellenplan ist gering, die Ausstattung oft unbefriedigend und die laufenden Mittel unzureichend, die Leitung ist selten in den Händen von Grundlagenwissenschaftlern.

3. Die *Belastung der Klinikdirektoren mit Aufgaben der Krankenversorgung und Administration* ist in den Universitätskliniken als Krankenhäuser der Maximalversorgung so erheblich, daß kaum noch Zeit für produktives wissenschaftliches Arbeiten verbleibt. Dasselbe gilt für die wissenschaftlichen Mitarbeiter, die sich zusätzlich noch den Auflagen der Facharztausbildung unterzuordnen haben, wenn sie eine klinische Laufbahn anstreben. Selbst bei großem Engagement können die in in- und ausländischen Instituten erworbenen theoretischen und praktischen Kenntnisse der Grundlagenfächer nur begrenzt umgesetzt werden. Hinzu kommt die bereits erwähnte stark verkürzte Halbwertszeit unseres Wissens und der einzusetzenden Methoden, so daß die Aktualität eigenen Arbeitens schnell versiegt und damit auch die Motivation abnimmt. Eine sich immer mehr zur Feierabendwissenschaft entwickelnde Forschung ist zukünftig kaum mit den Erwartungen an eine Universitätsklinik zu vereinbaren.

4. Die *Einbindung von Naturwissenschaftlern, Informatikern oder Ingenieuren* ist nur begrenzt möglich, da ihre Stellen auf den Personalschlüssel für die Krankenversorgung und auf die Lehre angerechnet werden. Kurze Zeitverträge, finanziert aus Drittmitteln, bedeuten keinen Anreiz für eine Bewerbung um diese Stelle, zumal die finanziellen Angebote der konkurrierenden Industrie wesentlich attraktiver sind. Auch fehlt für die Grundlagenwissenschaftler aus Medizin und anderen Fächern eine Zukunftsperspektive, wenn sie bei hoher Qualifikation keine Aussicht auf eine gleichberechtigte, weisungsunabhängige Position an deutschen Universitätskliniken haben. Begabte und motivierte Mitarbeiter anderer Fakultäten, die »man sich halten möchte«, sind kaum bereit, in die Kliniken zu gehen.

5. Die *Grundausstattung für die Forschungseinrichtungen* ist in vielen Kliniken nicht nur im Personalbereich, sondern auch im Hinblick auf die räumliche Unterbringung unzureichend. Neben dem Mangel an Stellen für Wissenschaftler und technisches Personal macht sich vor allem das Fehlen

von Stellen für wissenschaftliche Hilfskräfte bemerkbar. Im Rahmen des Klinikneubauprogramms wurden zwar modernste klinische Einrichtungen geschaffen, häufig fehlen jedoch die notwendigen Arbeitsräume und Laboratorien für die wissenschaftlichen Gruppen. Während die laufenden Mittel für die Forschung an den Kliniken meistens begrenzt sind, sind die Investitionen in Geräte etwas günstiger, wenn auch nicht — vor allem im Großgerätebereich — ausreichend. Die Begründung hierfür liegt darin, daß ein Teil des Staatszuschusses für Forschung und Lehre zur Finanzierung von Defiziten im Dienstleistungsbereich der Krankenversorgung herangezogen werden muß. Ein gesonderter Forschungsetat ist für die Medizinischen Fakultäten bis heute nicht vorgesehen. Die Verteilung des Budgets erfolgt zum Beispiel nach der Klinikumsverordnung und dem Universitätsgesetz in Baden-Württemberg fast ausschließlich durch den Klinikumsvorstand. Ist dieser durch seine Mitglieder stark forschungsorientiert, werden die Bedürfnisse der medizinischen Forschung im Rahmen der Möglichkeiten berücksichtigt; sollte er vorwiegend dienstleistungsorientiert sein, kann es zu Schwierigkeiten in der Finanzierung der Wissenschaft kommen.

6. Neuerdings werden besonders die klinischen Forschungsarbeiten bei bestehendem Mangel an Schwestern und Pflegern durch die zunehmenden *Forderungen des Pflegepersonals auf Mitsprache* bei der Durchführung der Untersuchungen erschwert.

7. Die *Auflagen des Datenschutzes* bei der wissenschaftlichen Auswertung klinischer Unterlagen behindern zunehmend den Ablauf dieser Arbeiten. Die bevorstehende Novellierung des Datenschutzgesetzes dürfte zu einer weiteren Erschwerung führen.

IV. Warum ist die medizinische Forschung in den USA und auch in manchen europäischen Ländern effektiver als in Deutschland?

Die in der Forschung tätigen Mediziner haben für ihre wissenschaftlichen Arbeiten sehr viel mehr Zeit zur Verfügung, da sie in der Krankenversorgung im wesentlichen nur mit einer konsiliarärztlichen Tätigkeit in ihrem Spezialfach befaßt sind. Die Basisversorgung erfolgt durch Ärzte, die nicht zur Universität oder zur Medical School gehören. Auch am Studentenunterricht sind sie nur mit einer begrenzten Stundenzahl beteiligt — dieser wird zum Teil durch Ärzte der Basisversorgung oder durch andere Ärzte der Medical School übernommen.

Innerhalb der Kliniken oder in angeschlossenen Departments arbeiten Mediziner eng mit Naturwissenschaftlern in Research Groups auf Zeit oder auch auf Dauer zusammen. Die enge Kommunikation und der ständige Gedankenaustausch zwischen Klinikern und Naturwissenschaftlern, Ingenieuren und Informatikern tragen dazu bei, daß neueste Theorien und Methoden für klinische Fragestellungen sofort zur Verfügung stehen. Die Research Groups haben unabhängig hiervon enge Verbindungen mit Grundlagenforschungsinstituten, etwa für Immungenetik oder Immunbiologie, die Teil der Medical School sind. Auf der Grundlage dieser Kompetenz und der für wissenschaftlich tätige Kliniker zur Verfügung stehenden Zeit für Forschungsarbeiten werden erhebliche Summen an Drittmitteln für die Forschung eingebracht. Unter den gegebenen Umständen existiert eine große Zahl von Forschungsgruppen, so daß bei entsprechender Qualifikation jederzeit ein Wechsel von einer zu einer anderen Gruppe erfolgen kann und eine Arbeit auf Zeit jeweils in einer Research Group möglich ist. Diese Form der Flexibilität wäre auf europäische Verhältnisse, vor allem auf Deutschland mit einer Gesellschaft von hohem Sekuritätsbedürfnis, nur schwer übertragbar. Auch die arbeitsrechtlichen Voraussetzungen sind hierfür nur sehr begrenzt gegeben. Es sei jedoch angemerkt, daß auch in den USA und in England die Zusammenarbeit zwischen Klinikern und Naturwissenschaftlern nicht ohne Probleme ist.

V. Welche Vorschläge und Bemühungen wurden bisher gemacht, um die Effektivität der medizinischen Forschung in Deutschland zu erhöhen?

Seit 1968 sind vom Wissenschaftsrat und auch von der Deutschen Forschungsgemeinschaft mehrere Analysen und Empfehlungen zur klinischen Forschung gemacht worden. Aus den letzten Empfehlungen des Wissenschaftsrates vom 24. 1. 1986[2] sollen die wichtigsten Anregungen wiedergegeben werden:

— Die Qualität der medizinischen Ausbildung muß sowohl im Hinblick auf die wissenschaftlichen Grundlagen als auch hinsichtlich der Möglichkei-

---

[2] Empfehlungen des *Wissenschaftsrates* zur Struktur und zum Ausbau der Medizinischen Forschungs- und Ausbildungsstätten 1968; Empfehlungen des *Wissenschaftsrates* zur Klinischen Forschung in den Hochschulen vom 24. 1. 1986.

ten zur Einübung praktischer Fertigkeiten verbessert und so gestaltet werden, daß auch die Heranbildung klinisch-wissenschaftlichen Nachwuchses gefördert wird.

Hierbei sollten die Möglichkeiten einer wissenschaftlichen Laufbahn in der medizinischen Forschung den Studenten im Unterricht neben dem Weg zum Kliniker deutlich aufgezeigt werden.

– Es sind angemessene Entfaltungsmöglichkeiten für den klinisch-wissenschaftlichen Nachwuchs, der in den Hochschulkliniken Aufgaben in Forschung, Lehre und Krankenversorgung wahrnimmt, erforderlich. Hier bedarf es neben einer gezielten Förderung vor allem einer Neuordnung der einzelnen Aufgaben, abhängig von Qualifikation und Interesse, und der Eröffnung von Entwicklungsmöglichkeiten nach der Habilitation.

– Die Zusammenarbeit in der Forschung, vor allem zwischen Naturwissenschaftlern, Vertretern der medizinisch-theoretischen Disziplinen und Klinikern, aber auch zwischen den Hochschulkliniken und öffentlichen und privaten außeruniversitären Einrichtungen, ist zu verstärken.

– Die Struktur der Hochschulkliniken muß flexibler gestaltet werden und sich künftig vor allem an der wissenschaftlichen Entwicklung der Medizin orientieren.

In Erweiterung der Denkschrift der Deutschen Forschungsgemeinschaft zur Lage und Verbesserung der Klinischen Forschung in der Bundesrepublik Deutschland aus dem Jahre 1979 hat die DFG mit dem Grauen Plan VII[3] die Notwendigkeit einer Reihe von Maßnahmen noch einmal dringend unterstrichen.

– Großzügigere Gewährung von Ausbildungsstipendien für Absolventen des Medizinstudiums zum Erwerb von methodischen Kenntnissen in Grundlagenfächern.

– Gewährung von Stipendien für klinische Forschung, damit wissenschaftlich ausgewiesenen Klinikern die Möglichkeit gegeben wird, sich für ein bis zwei Jahre ausschließlich der wissenschaftlichen Arbeit zu widmen.

– Die Integration von Wissenschaftlern der medizinischen Basiswissenschaften in die Klinik sollte erheblich verstärkt werden. Voraussetzung hierfür sei, daß derartige Positionen von ausgewiesenen Vertretern der Ba-

---

[3] *Deutsche Forschungsgemeinschaft*, Aufgaben und Finanzierung 1983–1986, Grauer Plan VII. Weinheim 1983.

siswissenschaften übernommen werden und die kooperierenden Kliniker die Methoden der Basiswissenschaften und ihre »Sprache« verstehen.

Die Deutsche Forschungsgemeinschaft hat sich vor allem in den letzten 20 Jahren bemüht, durch die Einrichtung von Sonderforschungsbereichen sowie Forschergruppen, Kliniker, Ingenieure, Naturwissenschaftler und Informatiker, die sich zur Arbeit an einem gemeinsamen Generalthema zusammengeschlossen hatten, nachdrücklich zu fördern. Die beantragten Projekte werden alle drei Jahre einer sehr strengen Begutachtung unterzogen, so daß die Qualität der geförderten Teilprojekte in der Regel als international konkurrenzfähig zu bezeichnen ist. Die in diesen Einrichtungen der DFG mit der Kooperation gemachten Erfahrungen und die erreichten wissenschaftlichen Ergebnisse sind als gut zu bezeichnen. Der Nachteil besteht darin, daß auch sehr gute Forschergruppen nach fünf bis acht Jahren und Sonderforschungsbereiche nach 12−18 Jahren auslaufen und meistens nicht in die Grundausstattung übernommen werden können.[4] Auch die Max-Planck-Gesellschaft hat mit ihren klinischen Research-Units, von denen einige mit Stiftungsmitteln gefördert werden, zum Teil gute Erfahrungen gemacht. Für sie gilt als Nachteil ebenfalls die zeitliche Begrenzung ihrer Förderung. Neuerdings werden von der DFG klinische Forschergruppen eingerichtet, die nach fünfjähriger Förderung in Absprache mit den Bundesländern in die Grundausstattung übernommen werden.

Zusammenfassend ist festzuhalten, daß die geschilderten Maßnahmen nur punktuell zu einer Verbesserung der klinischen Forschung in Deutschland geführt haben. Die Umsetzung der meisten Empfehlungen und Vorhaben zieht sich über lange Jahre hin oder kommt über das Planungsstadium nicht hinaus. Die seit 1968 mehrfach wiederholten Empfehlungen von Wissenschaftsrat und Deutscher Forschungsgemeinschaft haben an den strukturellen Voraussetzungen medizinischer Forschung in unserem Lande in den meisten Universitätskliniken leider nur wenig verändert.

Besonders aktuell zu diesem Thema ist der 1989 abgegebene Abschlußbericht der von der Landesregierung berufenen Kommission »Forschung Baden-Württemberg 2000«.[5] Er unterstreicht noch einmal nachdrücklich die

---

[4] *Deutsche Forschungsgemeinschaft. 20 Jahre Sonderforschungsbereiche.* (Hrsg. AXEL STREITER). Weinheim 1989.

[5] *Ministerium für Wissenschaft und Kunst Baden-Württemberg* (Hrsg.), Kommission Forschung Baden-Württemberg 2000 − Abschlußbericht. 1989, S. 138 ff., 142 ff. und 196 ff.

Forderungen von Wissenschaftsrat und Deutscher Forschungsgemeinschaft und hebt hervor, daß besonders *die* Arbeitsgruppen ein hervorragendes internationales Ansehen genießen, bei denen eine enge Zusammenarbeit zwischen wissenschaftlich tätigen Klinikern und Naturwissenschaftlern mit *langjähriger Kontinuität* besteht. Die Kommission erwartet eine wesentliche Verbesserung der klinischen Forschung durch die Bildung von in die Grundausstattung übergehenden klinischen Forschergruppen, in die Naturwissenschaftler vor allem aus der Biologie und Molekularbiologie gleichberechtigt eingebunden sind. Hierbei sollte eine Rückkoppelung an Grundlagenforschungsinstitute, etwa für Zellbiologie oder Immunbiologie angestrebt werden.

Der Bericht enthält weiterhin den Vorschlag, C4-Professuren für Pathophysiologie und Pathobiochemie, für Experimentelle Innere Medizin, für Klinische Mikrobiologie sowie für Klinische Immunologie an den Universitätskliniken einzurichten.

Bei der derzeitigen wirtschaftlichen und politischen Situation ist kaum mit einer Erhöhung der Ressourcen für die medizinische Forschung zu rechnen, so daß die vorgeschlagene Einrichtung einer ausreichenden Zahl von C4-Professuren mit einer entsprechenden Grundausstattung nicht umgesetzt werden kann. Die Gründung von Abteilungen für Experimentelle Medizin hat außerdem den Nachteil, daß in diesen immer nur ein kleiner Ausschnitt eines größeren Faches, wie der Inneren Medizin oder Chirurgie, wissenschaftlich bearbeitet werden kann.

VI. Praktikable Vorschläge zur Umstrukturierung der medizinischen Forschung in Deutschland

Die Umstrukturierung der medizinischen Forschung in Deutschland muß sich, wenn sie endlich effektiv und in einem akzeptablen Zeitrahmen erfolgen soll, an den vorhandenen Ressourcen orientieren. Hierzu ist die Konzentration der Forschungsthematik und damit der zur Verfügung stehenden Mittel sowie die Bereitschaft zur Umschichtung von Personalstellen innerhalb der Klinika notwendig. Da derzeit der Generationswechsel bei der Besetzung der Professorenstellen eingesetzt hat, ist auch die Problematik der Besitzstandswahrung unerheblich. Im Rahmen der Personalstrukturreform an den Hochschulen steht den Medizinischen Fakultäten eine größere Zahl von C3-Professuren zur Verfügung, die für die Einrichtung von Forschungsprofessuren in den Kliniken Verwendung finden können.

Medizinische Fakultät und Klinikumsvorstand haben in Tübingen daher seit 1986 in Anlehnung an die angelsächsischen Verhältnisse folgenden Weg beschritten:

1. Einleitung der Zusammenführung der Medizinischen Fakultäten Theoretische Medizin und Klinische Medizin zu *einer* Medizinischen Fakultät.
2. Ausrichtung der Berufungspolitik auf thematische Schwerpunktbildungen — beispielsweise in den Neurowissenschaften, der Immunbiologie und Transplantationsmedizin.
3. In vielen Fächern Berufung von C4-Professoren, die nicht nur als gute Kliniker, sondern auch als hervorragende Wissenschaftler ausgewiesen sind, die sich in den Erfordernissen der Grundlagenforschung auskennen.
4. Einrichtung von C3-Forschungsprofessuren mit Bindung an eine Sektion mit gleicher Fachbezeichnung. Die Professuren sind *nicht* weisungsgebunden und entsprechen den alten Extraordinariaten, damit sie mit namhaften Wissenschaftlern in einem strengen Berufungsverfahren besetzt werden können. Die Besetzung durch Bewerber am Orte ist nur in seltenen Ausnahmen möglich, wenn diese nachweislich die höchste wissenschaftliche Qualifikation im Fachgebiet der zu besetzenden Professur unter den Bewerbern besitzen. Bestehen am Orte erfolgreiche Forschergruppen oder Sonderforschungsbereiche, deren Thematik langfristig institutionalisiert werden soll, so sollten diese in eine oder mehrere C3-Professuren mit Sektionen übergeführt werden können. Herausragende Persönlichkeiten dieser Einrichtungen könnten dann zum C3-Professor und Leiter der Sektion bestellt werden.

    Als Anwärter für diese C3-Professuren kommen Naturwissenschaftler oder in der Grundlagenforschung ausgewiesene Mediziner in Frage. Dieses Vorgehen entspricht der Einrichtung klinischer Forschergruppen der DFG, die nach fünf Jahren in die Grundausstattung übernommen werden.
5. Die Einrichtung und fachliche Bezeichnung von Professur und Sektion erfolgt auf Antrag an Fakultät und Klinikumsvorstand von der Abteilung oder Klinik, in der sie eingerichtet werden sollen. Hierdurch ist sichergestellt, daß die Thematik wissenschaftlicher Arbeiten in der Sektion mit der in der Klinik korrespondiert. Sie bedarf der Zustimmung durch Senat und Verwaltungsrat der Universität.

6. Personalstellen, Räume und Geräte werden bei der Einrichtung der Sektion von der beantragenden Abteilung zur Verfügung gestellt und sind fest an die Sektion gebunden. Die Höhe der laufenden Mittel richtet sich nach dem Bedarf der Sektion. Die Grundausstattung der Sektion muß so bemessen sein, daß sie voll einsatzfähig ist und die Voraussetzungen zur Einwerbung von Drittmitteln erfüllt. Hierdurch wird eine gewisse Konzentration und bessere Nutzung der Ressourcen innerhalb der Abteilungen erreicht.

7. C3-Professuren mit Sektionen in der unmittelbaren Krankenversorgung unterliegen der Weisung des betreffenden Abteilungs- oder Klinikdirektors, damit die Koordination der Patientenbetreuung nicht verloren geht und die Kliniken nicht in weitere Untereinheiten zerfallen. Die Unabhängigkeit des C3-Professors im wissenschaftlichen Bereich ist davon unbenommen.

8. Die Forschungsaktivitäten von ausgewiesenen wissenschaftlichen Mitarbeitern außerhalb der Sektion werden durch die neue Struktur nicht beeinträchtigt. Liegt ihre wissenschaftliche Arbeit und ihre theoretische und methodische Ausbildung auf verwandtem Gebiet wie in der Sektion, so wird durch eine Kooperation mit der Sektion »Know how« und Methodik auf dem jeweils modernsten Stand bleiben.

9. Molekularbiologisch und immunbiologisch arbeitende Sektionen erhalten die Rückkoppelung zu einem von den zuständigen Gremien der Universität bereits verabschiedeten Institut für Zellbiologie mit Lehrstühlen für Molekularbiologie und Immunbiologie, das interfakultär von der Biologischen und Medizinischen Fakultät unterhalten wird.

10. Um die Heranführung des besten akademischen Nachwuchses an die wissenschaftlichen Probleme der Medizin zu verbessern, soll − wie bereits im Neurobiologischen Schwerpunkt vollzogen − vom Institut für Zellbiologie und den Sektionen ein Graduiertenprogramm für Studenten der Medizin, Biologie, Biochemie und Pharmazie eingerichtet werden.

11. Die Sektionen können den Kern von neu zu gründenden Sonderforschungsbereichen oder Forschergruppen mit medizinischer Thematik bilden.

Die aufgeführten Prämissen für eine Strukturänderung in der medizinischen Forschung ermöglichen eine bessere Nutzung der vorhandenen personellen, apparativen und finanziellen Ressourcen. Sie sichern die Kontinuität hochqualifizierter Forschung in den Kliniken. Die Integration von Wissenschaftlern aus Naturwissenschaften, Technologie und Informatik in die Kliniken kann schnell vollzogen werden. Angelpunkt für die Qualität der Grundlagenforschung in den Kliniken wird vor allem die Qualität der auf die C3-Professuren Berufenen sein. Als Anreiz für hervorragende Forscher sollten diese C3-Forschungsprofessuren – dieses sei noch einmal betont – den Charakter des alten Extraordinariats haben. Durch hohe Qualität der Stelleninhaber wäre auch die Fluktuation gesichert, da ein Teil der C3-Professoren auf C4-Professuren auch anderer Fakultäten wegberufen werden dürfte. Thematische Schwerpunkte der Professuren und Sektionen könnten damit neuen Entwicklungen angepaßt werden. Um profilierte C3-Professoren bei einem Ruf nach außerhalb zu halten, sollten die Möglichkeiten zur Ernennung zum persönlichen Ordinarius oder die Anhebung auf C4 offengehalten werden.

Die meisten langjährigen Bemühungen, der medizinischen Forschung in Deutschland strukturell aufzuhelfen, sind durch zu weitgehende Änderungsvorschläge an tradierten Beharrlichkeiten oder fiskalischen Grenzen gescheitert. Durch die hier gemachten pragmatischen Vorschläge wird ein gangbarer Weg aufgezeigt. Die bisherigen Erfahrungen in Tübingen sind jedenfalls sehr ermutigend.

Die Verantwortung der Politik
für die medizinische Wissenschaft

I. Einleitung

Aus der Formulierung des mir gestellten Themas lese ich dreierlei Aspekte heraus:

1. die Bestätigung, daß die Politik Verantwortung trägt für die medizinische Wissenschaft,
2. die Relativierung, daß die Politik nicht alleinverantwortlich ist für die Qualität dieser Wissenschaft,
3. den Zweifel, ob die Politik ihrer (Teil-)Verantwortung überhaupt gerecht wird.

Wer über Verantwortung redet, muß klarlegen, worin und wofür denn und gegenüber wem diese Verantwortung besteht. Auch dazu will ich dreierlei bemerken:

1. Die medizinische Wissenschaft ist kein Selbstzweck. Ihre Erkenntnisse sollen dem Menschen dienen, sollen ihn gesund erhalten oder gesund machen. Wenn nach einer Definition der WHO Gesundheit »das vollkommene körperliche und seelische Wohlbefinden« ist, dann sind wir per definitionem alle krank. Also hat die medizinische Wissenschaft uns allen zu dienen und nützlich zu sein.
2. Aus der Sicht des Forschers besteht die Verantwortung der Politik für die Wissenschaft darin, daß die Rahmenbedingungen für eine gedeihliche Forschungsarbeit und das Forschungsklima stimmen. Das heißt, daß Geld und Infrastruktur vorhanden sind und möglichst wenig gesetzliche und administrative Hindernisse für eine freie wissenschaftliche Betätigung aufgebaut werden.
3. Aus der Sicht des Politikers reicht seine Verantwortung weiter. Sie umfaßt auch den sparsamen und wirtschaftlichen Umgang mit den zur Verfügung gestellten Ressourcen. Sie umfaßt aber auch die Verantwortung für die Qualität der medizinischen Ausbildung und die Qualität der medizini-

schen Forschung im Hinblick auf Gesundheitsvorsorge und Krankenversorgung der Bevölkerung.

Wollte man die Zahl der Großen Anfragen und Anträge im Landtag von
Baden-Württemberg zum Maßstab für die Wahrnehmung der politischen
Verantwortung erheben, so würde die Politik ihrer Verantwortung für die
medizinische Wissenschaft mehr als gerecht werden. Eine regelrechte Flut
parlamentarischer Initiativen hat sich in den letzten Jahren über das Wissenschaftsministerium ergossen. Als Beispiel will ich die Große Anfrage der
SPD-Fraktion vom 9. März 1989 erwähnen. Sie umfaßt 26 Fragen, darunter
die folgenden vier, die ich wörtlich zitieren möchte:

— »Hält die Landesregierung den Standard der klinischen Forschung an den
  baden-württembergischen Universitätskliniken im Vergleich zu entsprechenden internationalen Aktivitäten, unter Berücksichtigung der jährlich als Landeszuschuß für medizinische Forschung und Lehre gezahlten
  550 Millionen DM für befriedigend?«
— »Welches Instrumentarium hat die Landesregierung, um Qualitätskon-
  trollen in der medizinischen Forschung durchzuführen über die effektive
  Verwendung der im jährlichen Landeszuschuß für medizinische Forschung und Lehre in Höhe von 550 Millionen DM enthaltenen For-
  schungsgelder (…)?«
— »Teilt die Landesregierung die Auffassung maßgeblicher Universitätsme-
  diziner, daß die Universitätskliniken durch gleichzeitige Wahrnehmung
  der Aufgaben in der Forschung, der Lehre, Aus- und Weiterbildung und
  der maximalen Krankenversorgung überfordert sind?«
— »Wie beurteilt die Landesregierung den insbesondere am englischen und
  am System der Vereinigten Staaten orientierten Vorschlag, die bisher den
  Universitäten als Aufgabe zur Erledigung nach Weisung übertragene
  Krankenversorgung, die nicht zum Kernbereich der Lehre und Forschung
  gehört, aus den Universitäten institutionell auszugliedern, um die Überlastung von Systemen aufzuheben und durch Strukturveränderungen zu
  einem optimalen Einsatz der Mittel für Forschung, Lehre und Krankenversorgung zu kommen (…)?«

Die Universitätskliniken verfügen über ein insgesamt beträchtliches, gleichwohl begrenztes Potential zur Erfüllung ihrer Aufgaben in Krankenversorgung, Forschung und Lehre. Diese Aufgaben freilich treten in Konkurrenz
zueinander. Die Begriffe »Spannungsfeld« und »Zielkonflikt« im Titel dieses

Bandes machen das schon hinreichend deutlich. Mein Aufsatz nun befaßt sich mit diesen Wechselbeziehungen zwischen den Aufgaben Krankenversorgung, Forschung und Lehre und untersucht, welcher »Handlungsbedarf« denn tatsächlich besteht. Zuerst geht es dabei um die Bestimmung der gegenwärtigen Lage, sodann um die künftige Entwicklung.

II. Zur gegenwärtigen Situation

1. In der Krankenversorgung

Wer dem Verhältnis zwischen Krankenversorgung und Forschung an den Universitäten nachspürt, sollte sich mit der quantitativen und der qualitativen Entwicklung der Krankenversorgung in den letzten drei Jahrzehnten befassen. Hierzu also einige Daten, die sich auf die Universitätskliniken Freiburg, Heidelberg und Tübingen beziehen; von 1960 bis 1989

— ist die Bettenzahl von 6330 auf 5250, d. h. um über 1000 gesunken;
— ist gleichzeitig die Zahl der Patienten von 99 000 auf 155 000, d. h. um 56 000 gestiegen;
— ist die durchschnittliche Verweildauer der Patienten von 22 auf 11 Tage zurückgegangen, d. h. glatt halbiert worden;
— sind die Personalstellen von 6600 auf 14 400 mehr als verdoppelt worden;
— hat sich das Haushaltsvolumen von 74 Millionen DM auf 1,7 Milliarden DM, d. h. um 2150 % erhöht.

Das enorme Anwachsen der Finanzaufwendungen macht deutlich, daß Art und Umfang der medizinischen Leistungen einen spektakulären Qualitätssprung gemacht haben. Auch der Patientenandrang zu den Universitätskliniken hat beträchtlich zugenommen — und nimmt wohl weiter zu. Die Kapazitätsreserven, die vor allem durch die Verkürzung der Verweildauer freigesetzt werden konnten, sind im wesentlichen aufgebraucht. Ein Ventil für den Nachfragedruck, der auf den Universitätskliniken lastet, ergibt sich erst, wenn ein größerer Prozentsatz der Maximalversorgung auf andere Krankenhäuser verlagert, mehr Alterspflegeheimplätze mit medizinischer Betreuung eingerichtet und der Wochenend- und Feiertagsdienst gleichmäßiger verteilt werden. Geschieht dies nicht, so kann die von der Öffentlichkeit als selbstverständlich angesehene optimale Krankenversorgung durch die Universitätsklinika nur noch durch »Krisenmanagement« aufrechterhalten werden. (Nur

andeutungsweise erwähnt sei das fragile System der Notfallversorgung und
der ständige Kampf um die Funktionsfähigkeit der Intensivpflegebereiche.)

Die Krankenkassen werden in diesem Jahr an unsere vier Universitätsklinika 1,3 Milliarden DM bezahlen. Kein Wunder, daß sie den wirtschaftlichen
Umgang mit diesem Geld mit Argusaugen begleiten. Den für die Kostendämpfung im Gesundheitswesen zuständigen Ressorts in Bund und Ländern
sind die Aufwendungen für die Universitätsklinika ohnehin ein Dorn im
Auge. Alle Fraktionen im baden-württembergischen Landtag haben die
»Wirtschaftlichkeit der Universitätsklinika« (und zunehmend auch die Liqui-
dationserlöse der Klinikchefs) zum Schwerpunktthema erkoren. In der Tat
haben die Klinika eine Dimension erreicht, die mit dem buchhalterischen
Nachvollzug von Einnahmen und Ausgaben nicht mehr zu bewältigen ist,
sondern ein Wirtschaftsmanagement wie bei industriellen Großbetrieben erfordert.

2. In der Lehre

Ich behaupte, daß wir selten eine so realitätstüchtige und leistungsbereite
Studentengeneration hatten, wie gegenwärtig. Mit den politischen System-
veränderern und Leistungsverweigerern der Sechzigerjahre hat sie wenig ge-
mein. Die »No-future-Mentalität« der sogenannten »sanften Kohorte« Ende
der Siebzigerjahre ist ihre Sache nicht. Der Großteil der Studenten ist ausgesprochen examens- und berufsorientiert, neomaterialistisch und strebt nach
Verdienst und Lebensstandard. Die Studentenschaft unterscheidet sich in
dieser Einstellung mithin kaum von der gegenwärtigen Professorengenera-
tion, und die Behauptung ist nicht abwegig, daß die Lehre, die ja weder internationale Reputation noch handfeste Glücksgüter einbringt, noch nie so
wenig Gewicht hatte.

In der *Peisert*-Studie von 1989 tauchen die Medizinstudenten erstmals als
Gruppe mit besonders hohem »Aggressivitätspotential« auf. Aus der Sicht
der Studenten fehlt es insbesondere an der Betreuung durch die Professoren.
Man wünscht sich mehr Praxisnähe. Die einseitige Betonung des Faktenwis-
sens und der verschulte Studienablauf gehe auf Kosten des grundlegenden
Fachverständnisses und der fachübergreifenden Zusammenhänge. Diese Unzufriedenheit mit der allgemeinen Studiensituation, gepaart mit den ungün-
stiger gewordenen Berufsaussichten, habe — so die Studie — die Protest-
bereitschaft bei den Medizinstudenten besonders deutlich ansteigen lassen.
Und in der Tat, die Eruptionen des »Uni-Muts« vom Wintersemester 1988/89
sind ja wesentlich auch von den Medizinstudenten mitgetragen worden.

Stand ursprünglich die Aufgabe, Ärzte auszubilden, an erster Stelle der Aufgaben der medizinischen Fakultäten, so hat sich das Rangverhältnis mittlerweile gründlich verändert: Die Krankenversorgung, die anfänglich nur Mittel zum Zweck von Lehre und Forschung war, rangiert eindeutig vorne. Es folgt die Forschung, und das Nachsehen hat die Lehre. Inzwischen wird nicht nur im Ausland, sondern auch von den inländischen medizinischen Fachvertretern selbst die Qualität der deutschen Medizinerausbildung mit einem Fragezeichen versehen.

3. In der Forschung

Die Universität Tübingen hat dem Wissenschaftsrat im vergangenen Jahr einen bemerkenswerten Bericht über die Struktur- und Bauplanung des Klinikums vorgelegt. Auf der ersten Seite dieses Berichts heißt es, daß die Fakultät und der Klinikumsvorstand den Willen hätten, der »Überbeanspruchung durch Aufgaben der Krankenversorgung entgegenzutreten und trotz Fehlens spezifischer Ressourcen der Forschung stärker Geltung zu verschaffen«. Die Universität bestätigt damit inzidenter die Kritik, die der Wissenschaftsrat in vielen Empfehlungen immer wieder geübt hat, nämlich daß Quantität und Qualität der Medizinforschung in der Bundesrepublik Deutschland im internationalen Vergleich Not leiden, weil die »dynamischere« Krankenversorgung zu dominant geworden ist.

Es läßt sich hier nicht allen Ursachen nachspüren, die zu dieser Entwicklung geführt haben. Einige liegen ja ohnehin auf der Hand. Gleichwohl ist auf den Vorwurf einzugehen, der ganz bestimmt an die Politik adressiert ist, es fehle nämlich an Geld. Dem Universitätsklinikum Tübingen stand 1990 ein Landeszuschuß in Höhe von circa 130 Millionen DM zur Verfügung. Wer da meint, der Landeszuschuß müsse in erheblichem Umfang zur Bestreitung der Kosten der Krankenversorgung mit herangezogen werden, der muß sich auf eine Diskussion über die Kosten der Krankenversorgung einlassen. Gerade bei der Pflegesatzverhandlung 1990 haben die Krankenkassen in beachtlichem Maß ihre Bereitschaft zur Übernahme der Kosten der Krankenversorgung dokumentiert. Im Durchschnitt bezahlen sie in diesem Jahr für jeden sogenannten Berechnungstag im Universitätsklinikum Tübingen einen Pflegesatz von 540 DM. Dieser Pflegesatz gehört zu den Spitzensätzen im gesamten Bundesgebiet. Sollte er tatsächlich nicht ausreichen, um die Krankenversorgungskosten des Klinikums zu decken? Dann wäre es mit der Wirtschaftlichkeit der Krankenversorgung nicht weit her. Natürlich dient der

Zuschuß des Landes nicht ausschließlich zur Deckung der Kosten spezifischer Forschungsprojekte. Vieles andere ist damit zu finanzieren: die Anfertigung von Dissertationen ebenso wie insbesondere die Ausbildung der Studenten – von den für Investitionen bestimmten 20 Millionen DM ganz abgesehen.

Wegen der Verknüpfung und Überlappung von Krankenversorgungs- und Forschungsaufgaben »versickert« der Zuschuß des Landes freilich in vielfach kaum unterscheidbarer Weise im betrieblichen Aufwand der Kliniken. Trotzdem darf man doch annehmen, daß der Zuschuß des Landes einen erheblichen Spielraum bietet, dessen Freisetzung freilich stetiger Bemühungen der hierfür zuständigen Instanzen der Universitäten bedarf. Die Gewährung des Landeszuschusses in einem globalen Betrag wird nur dann fortgesetzt werden können, wenn es innerhalb der Universität gelingt, die für wichtige Forschungsvorhaben erforderlichen »spezifischen Forschungsmittel«, die im Landeszuschuß durchaus enthalten sind, freizusetzen. Ohnehin wird in letzter Zeit zunehmend gefragt, ob die (prozentuale) Verknüpfung des Landeszuschusses für Forschung und Lehre mit der durch die Krankenversorgung bestimmten Entwicklung der Gesamtkosten wirklich berechtigt ist. Sicherlich kann dieses Berechnungsprinzip bereits deswegen nicht ohne weiteres aufgegeben werden, weil es durch pflegesatzrechtliche Zusammenhänge fixiert ist. Dennoch ist vorhersehbar, daß die Frage nach einem angemessenen Verhältnis zwischen den Forschungsleistungen und dem Landeszuschuß bestehen bleibt. Hier werden Universität und Ministerium gleichermaßen beweispflichtig gemacht.

III. Zur künftigen Entwicklung

1. In der Krankenversorgung

Die Dominanz der Krankenversorgungsaufgabe gegenüber Forschung und Lehre muß begrenzt werden. Wenn die Universitätsklinika weit über die durch Forschung und Lehre bedingten Notwendigkeiten hinaus durch Krankenversorgungsaufgaben belastet sind, dann erscheint es als die einfachste Lösung, das Universitätsklinikum als Landeskrankenhaus aus der Universität auszugliedern, selbständig zu betreiben und als akademisches Forschungs- und Lehrkrankenhaus durch die Universität mitzunutzen – so jedenfalls der Vorschlag der SPD-Fraktion.

Empfehlenswert scheint mir dieser Schritt nicht, jedenfalls *so lange* nicht, als nicht mildere Rezepturen, die das Kind nicht mit dem Bade ausschütten, tatsächlich ausprobiert worden sind. Dazu gehörten wohl:

a) die Bildung eines »neuen Bewußtseins« in den Köpfen und Herzen der Klinikchefs, das die Lehre und die Forschung wieder in den ihnen gebührenden Rang erhebt;
b) die Bereitschaft, zur Routine gewordene Eingriffe und Behandlungsmethoden frühzeitiger an die außeruniversitären Krankenhäuser abzugeben, d. h. auf die zeit- und gewinnträchtige bloße Serie zu verzichten;
c) die Ambulanzen auf das für Forschung und Lehre notwendige Maß zu beschränken;
d) das Sozialministerium muß darauf hinwirken, einen größeren Prozentsatz der Maximalversorgung auf andere Krankenhäuser zu verlagern;
e) es müssen deutlich mehr Alterspflegeheimplätze mit ärztlicher Betreuung eingerichtet werden, um die Universitätsklinika von der Funktion der geriatrischen Aufbewahranstalt zu befreien; und schließlich ist
f) der Wochenend- und Feiertagsbereitschaftsdienst gleichmäßiger zu verteilen.

Auch die Universität Tübingen hat in ihrem bereits angesprochenen Strukturbericht ausgeführt, daß »die Aufgaben von Forschung und Lehre durch Entlastung von den Anforderungen in der Maximalversorgung im Krankenhausbedarfsplan eine ausreichende Berücksichtigung finden« müssen. Dazu ist sicher erforderlich, daß die Universitäten zunächst selbst Fach für Fach — und notfalls Krankheit für Krankheit, Behandlungsmethode für Behandlungsmethode — ihren Bedarf und ihre Belastungsgrenze definieren, damit diese Daten in die staatliche Krankenhausbedarfsplanung eingeführt werden können.

Zur Verdeutlichung: Die Zahl der notwendigen Herzoperationen steigt von Jahr zu Jahr. Alle Universitätsklinika des Landes Baden-Württemberg haben eine für Forschung und Lehre ausreichende Zahl von Herzoperationen erreicht oder werden sie demnächst erreichen. Um dem gestiegenen Bedarf gerecht zu werden, hat das Sozialministerium das Ministerium für Wissenschaft und Kunst um eine entsprechende Erhöhung der Operationszahlen gebeten. Das Ministerium für Wissenschaft und Kunst hat dies in Absprache mit den Universitäten abgelehnt und vorgeschlagen, daß die zusätzlich erforderlichen Kapazitäten in neu zu errichtenden Herzzentren geschaffen werden. Das wird nunmehr vom Sozialministerium mit der Errichtung weiterer Herzzentren in Stuttgart und Karlsruhe angestrebt.

Bisher ist dieses Vorgehen freilich die Ausnahme. Wenn es im Einzelfall darum geht, wachsendem Druck der Krankenversorgung gerecht zu werden, wird von den Universitäten beinahe regelmäßig eben *nicht* vorgeschlagen, sie durch den Aufbau entsprechender Kapazitäten anderer Krankenhäuser zu entlasten; gefordert werden vielmehr zusätzliche Betten, mehr Personal und mehr Geld. Dabei spielt sicherlich eine Rolle, daß der Aufbau von entlastenden Kapazitäten an anderer Stelle nicht mit sofortiger Wirkung möglich und manchmal gänzlich ungewiß ist; dennoch, dieser Teufelskreis muß – mit Hilfe der Universitäten und des Sozialministeriums – endlich durchbrochen werden.

Was gerade für die Herzoperationen angeführt wurde, gilt in gleicher Weise für die Transplantationen, für die neonatologischen Stationen und für die Behandlung der vielen Krebserkrankungen. In Fächern, die bisher vor allem bei den Universitätskliniken angesiedelt sind, wie Neurochirurgie und Neurologie, sollten entsprechende Abteilungen an anderen Krankenhäusern des Landes geschaffen werden. Natürlich hängen die Erfolgsaussichten für derartige Vorschläge wesentlich auch vom Mut, der Konfliktbereitschaft und der Durchsetzungsfähigkeit politischer Instanzen ab. Aber es sind ja vielfach die universitären Entscheidungsträger selbst, die sich nach Abgabe guter Ratschläge, kaum daß die Politik sie verbal aufzugreifen beginnt, flugs ins Bremserhäuschen setzen.

Die Verweigerung stellt sich immer erst bei konkreter Betroffenheit ein. Und betroffen sind wir Menschen vor allem dann, wenn es um Geld, Macht, Einfluß und Prestige geht. Indes ist entschieden davor zu warnen, sich den notwendigen, systemkonformen Änderungen zu entziehen, auch wenn sie unter Geld-, Macht-, Einfluß- und Prestigegesichtspunkten äußerst schmerzlich sein sollten. Wer Reformen ablehnt, arbeitet der Revolution in die Hände. Schon hört man aus dem politischen Bereich, daß die Krankenversorgung in den Universitätsklinika deshalb so teuer sei, weil das Krankenhaus Universitätsstatus habe. Und schon rechnet der Rechnungshof vor, daß die durch Privatliquidation rechtmäßig erzielten Nebeneinnahmen, jedenfalls teilweise, »unanständig hoch« seien.

2. In der Forschung

Die Arbeitsgruppe Medizin des Wissenschaftsrats hat bei der Begehung aller vier Universitätsklinika in Baden-Württemberg eine besondere Betonung auf die Forschungsarbeit und die Forschungsplanung gelegt und die Einrichtung

von Forschungsschwerpunkten, insbesondere in Verbindung mit den Naturwissenschaften, empfohlen. Das Land wurde aufgefordert, nicht nur die dafür erforderlichen finanziellen Ressourcen bereitzustellen, sondern auch die
räumlichen Voraussetzungen für zeitlich befristete, interdisziplinäre Forschungsprojekte durch Verfügungsflächen für die Forschung zu schaffen.
Dem will das Land Rechnung tragen: Als Ergebnis des vierten Tonbacher
Gesprächs sollen an allen Landesuniversitäten sogenannte Verfügungsgebäu-
de errichtet werden; das entsprechende Sonderbauprogramm hat ein Volu-
men von 350 Millionen DM. Es ist nun Sache der Universitäten, in welchem
Umfang die Medizinforschung daran partizipieren wird. Auch bei Klinik-
neubauten und beim Kliniksanierungsprogramm werden die Bedürfnisse der
Forschung in viel stärkerem Maße berücksichtigt als früher.

Ferner gilt es, den im Landeszuschuß enthaltenen Forschungsanteil »frei-
zuschaufeln« und bei Neuberufungen die Forschungskompetenz wieder
stärker zu gewichten. Im übrigen steht die Aufarbeitung der auf die Medizin
bezogenen Empfehlungen der Kommission »Forschung Baden-Württemberg
2000« durch das Land und die Universitäten noch aus. Dabei sollte auch geprüft werden, ob ein Teil des Landeszuschusses an die Universitätsklinika als
Forschungsmittel im Haushalt gesondert ausgewiesen werden sollen.

3. In der Lehre

Wenn demnächst die Siebte Novelle zur Approbationsordnung in die Kapa-
zitätsberechnungen und die Neufestsetzung der Zulassungszahlen umgesetzt
und damit der Neuzugang von Medizinstudenten um ein Fünftel reduziert
worden ist, fällt der »Entschuldigungsgrund der großen Zahl« weg. Dann
müßte sich auch die von der neuen Approbationsordnung geforderte Klein-
gruppenausbildung am Krankenbett realisieren lassen – und der Vorwurf
der Praxisferne unserer Medizinausbildung könnte vielleicht schon bald der
Vergangenheit angehören.

Was aber zur Verbesserung der Ausbildungsqualität und der Ausbildungs-
atmosphäre besonders dringlich ist, das ist eine intensivere Betreuung der
Studenten durch ihre Professoren im Sinne der persönlichen Zuwendung.
Professoren, denen die Lehre eine Last und denen Studenten ein notwendi-
ges Übel sind, haben eigentlich ihren Beruf verfehlt. Es wäre an der Zeit, eine
Offensive zugunsten der Lehre zu starten. Besondere Anstrengungen in der
Lehre müßten belohnt und Nachlässigkeiten geahndet werden. »Prüf den
Prof!« – diese studentische Sentenz halte ich keineswegs für eine

anmaßende Parole. Leider befinden sich in den Berufungsvorschlägen der Universitäten höchst selten Aussagen zur Lehrleistung und Lehrbefähigung. Die im »Spiegel« vom 11. Dezember 1989 veröffentlichte Rangliste deutscher Universitäten hat, trotz ihrer inhaltlichen und methodischen Schwächen, eine heilsame Diskussion um die Studienbedingungen und die Studienbetreuung angestoßen. Sie wird, so ist zu hoffen, zur Bewußtseinsbildung beitragen, so daß der Qualität der Lehre und der persönlichen Betreuung der Studenten künftig wieder ein höheres Gewicht zukommt.

Patentrezepte gibt es nicht. Aber man sollte in diesem ureigensten Bereich der Universität auch nicht zuwarten, bis die Politik zum Handeln *zwingt*.

Das Recht und die medizinische Forschung

von Rolf Keller

»Der Mensch ist nicht geboren, die Probleme der Welt zu lösen, wohl aber zu suchen, wo das Problem angeht, und sich sodann an der Grenze des Begreiflichen zu halten«. Diese Reflexion Goethes hat uns Eckermann überliefert.[1] Sie zeigt gerade auch bei der Bekämpfung von Krankheiten die Ambivalenz einer medizinischen Forschung mit und am geborenen oder ungeborenen Menschen und dem Gebot des »nil nocere«.[2] Ohne medizinische Forschung wäre die moderne Heilkunst mit ihren großen Erfolgen undenkbar: »Medizinischer Fortschritt setzt medizinische Forschung voraus«,[3] denn nur ein Bruchteil der bekannten Krankheiten läßt sich derzeit mit Aussicht auf Erfolg behandeln.[4]

I. Verfassungsrecht und medizinische Forschung

Die Medizin ist eine angewandte Wissenschaft, die der Heilung und Gesunderhaltung von Menschen dient. Mit dieser Zielbestimmung trachtet sie ständig nach einer Verbesserung der diagnostischen und therapeutischen Möglichkeiten. Ihr »Objekt« ist der Mensch! Gerade deshalb ergeben sich für die medizinische Forschung ganz besondere ethische, aber auch rechtliche Probleme.

Im Vordergrund stehen zunächst fundamentale verfassungsrechtliche »Schlüsselfragen«,[5] die eine besondere Qualität dadurch bekommen, daß

---

[1] Johann Peter Eckermann, Gespräche mit Goethe in den letzten Jahren seines Lebens, hrsg. von Fritz Bergemann, 1955, S. 147.

[2] Vgl. dazu Krebs, »Möglichkeiten und Perspektiven der Forschung an Embryonen«, in: Hans-Bernhard Wuermeling (Hrsg.), Leben als Labormaterial?, 1988, S. 9.

[3] XIV. Internationaler Strafrechtskongreß der AIDP vom 1. bis 7. Oktober 1989 in Wien − Resolutionen der Sektion II »Strafrecht und moderne bio-medizinische Verfahren«, Abschnitt 2.1.

[4] Bundesminister für Forschung und Technologie (Hrsg.), Genforschung − Gentechnik, 1989, S. 28.

[5] So Graf Vitzthum, Wollen wir den neuen Menschen schaffen? Gentechnologie − Chancen und Risiken. Vortrag auf der interdisziplinären Tagung der Bayeri-

Art. 5 Abs. 3 Satz 1 GG eine vorbehaltlose Garantieerklärung für die Freiheit von Wissenschaft und Forschung enthält. Die in diesem formell schranken-freien Grundrecht enthaltene Wertentscheidung beruht auf der überragenden Bedeutung, die einer freien Wissenschaft sowohl unter dem Gesichtspunkt der individuellen Freiheit des einzelnen Forschers, dem ein Abwehrrecht ge-gen staatliche Eingriffe in den Forschungsgegenstand, das Forschungsziel und die Forschungsmethode zusteht, als auch im Blick auf die gesamtgesell-schaftliche Entwicklung, d. h. auf das Allgemeininteresse an weiteren medi-zinischen Fortschritten, zukommt.

Das in Art. 5 Abs. 3 GG zugesicherte Freiheitsrecht betrifft neben der Wissenschaft die uns hier besonders interessierende »Forschung«. Deshalb muß zunächst geklärt werden, was unter Forschung im allgemeinen und un-ter »medizinischer Forschung« im besonderen zu verstehen ist. Je nachdem, ob der Forschungsbegriff enger oder weiter interpretiert wird, sind dem For-scher engere oder weitere Freiräume gewährt. Lebenssachverhalten, die nicht unter den Forschungsbegriff fallen, ist das Privileg des Art. 5 Abs. 3 GG von vornherein versagt. Den lebenszerstörenden, kriminellen ärztlichen Human-experimenten – eine contradictio in adjecto – unter der NS-Gewaltherr-schaft wurde beispielsweise die Zuordnung zur Forschung deshalb zu recht versagt, weil es nicht mehr um ernsthafte Wahrheitsermittlung, sondern um blanke Vernichtung ging.[6] Verschiedene Staatsrechtslehrer haben deshalb ge-nerell eine »ethische Limitierung« der Forschung gefordert und klammern bestimmte Lebenssachverhalte aus dem Forschungsbegriff aus, wenn Frage-stellung, Gegenstand oder Methode des »Projekts« sittenwidrig sind.[7] Dem-gegenüber vertritt die herrschende Meinung den Standpunkt, daß das Grundgesetz nicht von der »Reduktion des Forschungsbegriffs auf das Er-laubte«,[8] sondern von einem weiten Forschungsbegriff ausgeht.[9] Ebenso hat

schen Genossenschaft des Johanniterordens, Evangelische Akademie Tutzing, 26. bis 28. Mai 1989.

[6] Vgl. KELLER, »Die verbrauchende Forschung an Embryonen in verfassungsrechtli-cher und strafrechtlicher Sicht«, in: WUERMELING (Hrsg.), aaO. (wie Anm. 2), S. 57.

[7] PIEROTH / SCHLINK, Grundrechte, Staatsrecht II, 1986, RdNr. 711; LERCHE, »Ver-fassungsrechtliche Aspekte der Gentechnologie«, in: LUKES / SCHOLZ (Hrsg.), Rechtsfragen der Gentechnologie, 1986, S. 88 f.

[8] GRAF VITZTHUM, aaO. (wie Anm. 5).

[9] GRAF VITZTHUM, Das Verfassungsrecht vor der Herausforderung von Gentech-nologie und Reproduktionsmedizin, Bd. 13 der Reihe »Gentechnologie – Chan-cen und Risiken«, 1987, S. 261 ff., 275.

auch das Bundesverfassungsgericht entschieden. Danach gehört zur wissenschaftlichen Forschung »alles, was nach Inhalt und Form als ernsthafter planmäßiger Versuch zur Ermittlung der Wahrheit« anzusehen ist.[10] Der Forscher, der unter diesen Voraussetzungen tätig ist, kann sich auf die Forschungsfreiheit berufen, ohne im Normbereich des Art. 5 Abs. 3 Satz 1 GG eingeschränkt zu sein.

Unter Berücksichtigung dieses Gesamtrahmens für die Forschung werden unter medizinischer Forschung »alle systematischen Versuche und Erprobungen am Menschen« verstanden, »deren Ziel es ist oder zu deren Zielen es gehört, das medizinische Wissen zu mehren«.[11] Dennoch ist die textmäßig als schrankenfreies Grundrecht ausgewiesene Forschungsfreiheit nicht absolut. Die Forschungsfreiheit wird vielmehr durch die sogenannten verfassungsimmanenten Schranken anderer Grundrechte und anderer Verfassungswerte begrenzt.[12]

Da Konflikte mit anderen verfassungsrechtlich geschützten Werten, zum Beispiel mit der Menschenwürde des Art. 1 GG oder dem Persönlichkeitsrecht nach Art. 2 Abs. 1 GG eintreten können, ist eine solche »Interessen-Kollision« allein »nach Maßgabe der grundgesetzlichen Wertordnung und unter Berücksichtigung der Einheit dieses grundlegenden Wertsystems durch Verfassungsauslegung zu lösen«.[13] Hieraus ergibt sich für die Freiheit medizinischer Forschung, daß sie dort ihre Schranken findet, wo Grundrechte anderer verletzt werden. Dies wiederum bedeutet, daß es verfassungsrechtlich keine Forschung »um jeden Preis« geben kann.[14] Auch die Forschungsfreiheit unterliegt – wenn auch ungeschrieben und nur durch Auslegung zu ermitteln – einem Verfassungsvorbehalt und damit einer äußeren Schranke: Gleichrangige oder höherrangige Verfassungswerte ziehen die Grenze des Freiheitsrechts für den Wissenschaftler und Forscher.

---

[10] BVerfGE 35, 79, 113.

[11] So der vom *Committee of experts on bioethics* (CAHBI) am 29. 11. 1989 abschließend behandelte Empfehlungsentwurf des Europarats zur »Medizinischen Forschung an Menschen«.

[12] Vgl. dazu MAUNZ / DÜRIG / HERZOG / SCHOLZ, Kommentar zum Grundgesetz (Stand 1987), Art. 5 Abs. 3 RdNr. 183 ff. – Vgl. die kompakte Darstellung bei CLASSEN, Verfassungsrechtliche Rahmenbedingungen der Forschung mit Embryonen, Wissenschaftsrecht – Wissenschaftsverwaltung – Wissenschaftsförderung, Bd. 22, Heft 3, 1989, S. 235 ff. (236 ff.).

[13] BVerfGE 30, 173, 193 (für die Kunstfreiheit).

[14] Vgl. dazu und zum folgenden KELLER, aaO. (wie Anm. 6), S. 59.

Die juristische Frage, wie zwischen Forschungsfreiheit einerseits und kollidierenden anderen verfassungsrechtlichen Schutzgütern zu entscheiden ist,
führt uns namentlich zu den Prinzipien des Schutzes der Menschenwürde in
Art. 1 Abs. 1 GG und des Schutzes von Leben und körperlicher Unversehrtheit nach Art. 2 Abs. 2 Satz 1 GG, wobei das Grundrecht aus Art. 2
Abs. 2 GG als das speziellere den Vorrang vor der »allgemeinen« Garantie
der Menschenwürde hat.[15]

II. Medizinische Forschung mit Embryonen:
Ein neues Spannungsfeld

Durch In-vitro-Fertilisation können Ärzte seit gut zehn Jahren menschliches
Leben außerhalb des weiblichen Körpers zum Entstehen bringen und durch
Transfer des extrakorporal erzeugten Embryos eine Schwangerschaft herbeiführen. Allerdings liegt die Erfolgsrate noch recht niedrig: Pro Behandlungszyklus wird die Schwangerschaftsrate mit nicht mehr als 20 % angegeben;
die Geburtenrate liegt mit maximal 15 % noch niedriger.[16] Es liegt deshalb
nahe, daß sich die medizinische Forschung zur Therapie der ungewollten
Kinderlosigkeit um eine Verbesserung der Methode bemüht und daß darüber
hinaus auch daran gedacht wird, durch Versuche mit frühembryonalem
menschlichen Leben schwere Krankheiten therapierbar zu machen, die heute
noch weitgehend unheilbar sind.

Vor dem Hintergrund der dargestellten Verfassungslage ergeben sich eine
Reihe von Rechtsfragen, auf die zur Zeit in der rechtspolitischen Diskussion
um die Verbesserung des Embryonenschutzes Antworten gesucht werden. In
diesem Zusammenhang möchte ich zunächst auf den Entwurf eines Gesetzes
zum Schutz von Embryonen (Embryonenschutzgesetz), den die Bundesregierung am 19. Juli 1989 beschlossen hat,[17] etwas näher eingehen.

---

[15] GRAF VITZTHUM, »Rechtspolitik als Verfassungsvollzug?«, in: GÜNTHER / KEL
LER (Hrsg.), Fortpflanzungsmedizin und Humangenetik – Strafrechtliche
Schranken? Tübinger Beiträge zum Diskussionsentwurf eines Gesetzes zum
Schutz von Embryonen, 1987, S. 61, 71.

[16] KREBS, »In-vitro-Fertilisation / Medizin«, in: ESER / VON LUTTEROTTI / SPORKEN
(Hrsg.), Lexikon Medizin / Ethik / Recht, 1989, Spalten 565 f.

[17] BR-Drucks. 417/89.

1. *Beginn neuen menschlichen Lebens*

Der Gesetzentwurf geht davon aus, daß bereits mit dem Abschluß der Befruchtung, d. h. mit der Kernverschmelzung von weiblicher Ei- und männlicher Samenzelle menschliches Leben entsteht, das unabhängig davon, ob der Embryo bereits Träger subjektiver Rechte ist, dem Schutzbereich der Art. 2 Abs. 2 und 1 GG unterfällt.[18] Damit ergibt sich für den Staat die Pflicht, dieses menschliche Leben zu schützen.[19]

2. *Strafbewehrtes Forschungsverbot*

In der Abwägung zwischen dem Grundrecht der Forschungsfreiheit und den hierarchisch vorrangigen Wertentscheidungen des Grundgesetzes zugunsten der Menschenwürde und des Lebens unterwirft der Gesetzentwurf die Forschung an lebenden menschlichen Embryonen strikten strafrechtlichen Verboten. Der Entwurf geht damit erheblich über die Vorschläge des vom Bundesminister der Justiz 1986 vorgelegten Diskussionsentwurfs eines Gesetzes zum Schutz von Embryonen[20] hinaus. Zwar sah auch der Diskussionsentwurf in § 2 Abs. 2 ein grundsätzliches Verbot der Verwendung menschlicher Embryonen zu anderen als zu Übertragungszwecken vor. Bei Embryonen jedoch, die für einen Transfer erzeugt wurden, dafür aber nicht mehr in Betracht kommen (etwa weil die Frau plötzlich schwer erkrankt oder gar gestorben ist), sei zu berücksichtigen, daß die ursprünglich beabsichtigte Entwicklung zum Menschen nicht mehr möglich sei. Unter diesen Umständen erscheine es vertretbar, Experimente nicht von vornherein als mit der Wertordnung des Grundgesetzes unvereinbar anzusehen. Aus der Erwägung, daß es in diesen Fällen zulässig wäre, den Embryo absterben zu lassen, dürfe allerdings nicht geschlossen werden, daß jede Art von Experimenten erlaubt werden könne. Angesichts der Bedeutung der Wertentscheidung des Grundgesetzes für die Menschenwürde werde man vielmehr auch unter Berück-

---

[18] GRAF VITZTHUM, »Gentechnik und Grundgesetz. Eine Zwischenbilanz«, in: MAURER u. a. (Hrsg.), Festschrift für Günter Dürig, 1990, S. 185 ff. (194); CLASSEN, Verfassungsrechtliche Rahmenbedingungen der Forschung mit Embryonen, aaO. (wie Anm. 12), S. 235 ff. (242 ff.).

[19] CLASSEN, Verfassungsrechtliche Rahmenbedingungen der Forschung mit Embryonen, aaO. (wie Anm. 12), S. 242 ff., 246 f. − Vgl. dazu auch meinen Beitrag »Beginn und Stufungen des strafrechtlichen Lebensschutzes«, in: GÜNTHER / KELLER, aaO. (wie Anm. 15), S. 122 ff.

[20] Abgedruckt bei GÜNTHER / KELLER, aaO. (wie Anm. 15), Anhang 1, S. 349.

sichtigung der verfassungsrechtlich gewährleisteten Forschungsfreiheit nur solche Experimente für zulässig erachten können, die dem Leben dienten. Weitere Voraussetzung müsse sein, daß erwartete Erkenntnisse nicht auf andere Weise erzielt werden könnten. Im übrigen müßten diejenigen Personen eingewilligt haben, aus deren Gameten die extrakorporal befruchtete Eizelle entstanden sei.[21]

Da nicht auszuschließen sei, daß künftig ein besonders hochrangiges Forschungsvorhaben es vertretbar erscheinen lassen könnte, im Interesse des Lebensschutzes Forschung an nicht für den Transfer in Betracht kommenden Embryonen durchzuführen, sah § 2 Abs. 2 des Diskussionsentwurfs die Möglichkeit ihrer Genehmigung durch die zuständige oberste Landesbehörde vor.[22]

Unter dem Einfluß der auf vielen Ebenen und mit Anteilnahme der Öffentlichkeit geführten Auseinandersetzung über die ethischen und rechtlichen Fragen der Forschung mit Embryonen hat der jetzt vorliegende Regierungsentwurf die im Diskussionsentwurf bisher verfolgte Konzeption aufgegeben und auch das frühmenschliche Leben strikt jeder Disposition entzogen. Das »Verzweckungsverbot« untersagt nunmehr jede Forschung − ausgenommen einer rein beobachtenden − bis zum lege artis vorzunehmenden Embryotransfer. Der beherzte Schritt zum strafbewehrten Totalverbot des »fremdnützigen Verwendens«[23] von Embryonen ist konsequent und angesichts der verfassungsrechtlichen Situation unausweichlich.[24]

---

[21] So die Begründung zu § 2 des Diskussionsentwurfs aaO. (wie Anm. 19), Anhang 1, S. 358.

[22] Ebda.

[23] Der bisher häufig verwendete unschöne und emotional wirkende Begriff der »verbrauchenden Forschung« paßt auf den Entwurf eines Embryonenschutzgesetzes nicht mehr, da jede Verwendung eines menschlichen Embryos zu einem nicht seiner Erhaltung dienenden Zweck ausnahmslos strafrechtlich verboten werden soll. − Vgl. zur Kritik an dem Begriff »verbrauchende Forschung« VON BÜLOW, Diskussionsbeitrag in: Max-Planck-Gesellschaft (Hrsg.), Respekt vor dem werdenden Leben. Ein Presseseminar der Max-Planck-Gesellschaft zum Thema Embryonenforschung. Schloß Ringberg / Tegernsee 22. bis 24. Juni 1988, S. 30. − Erst nach Fertigstellung des Manuskripts wurde mir die sehr informative Abhandlung von ESER, Neuartige Bedrohungen ungeborenen Lebens. Embryonenforschung und »Fetozid« in rechtsvergleichender Perspektive, Schriftenreihe der Juristischen Studiengesellschaft Karlsruhe Bd. 187, 1990, bekannt, auf die in diesem Zusammenhang hingewiesen werden soll.

[24] GRAF VITZTHUM, Gentechnik und Grundgesetz, aaO. (wie Anm. 18), S. 196 f. − Vgl.

Insbesondere die gezielte Erzeugung von menschlichen Embryonen für die Forschung, ebenso aber auch die sonstige Verwendung extrakorporal erzeugter Embryonen zu nicht ihrer Erhaltung dienenden Zwecken, ferner die zum Entstehen sogenannter »überzähliger« Embryonen führende »Vorratsbefruchtung« sollen strafrechtlich verboten werden.

3. *Bildung von Hybridwesen und Chimären*

Unbestritten ist in der rechtspolitischen Auseinandersetzung, daß Experimente zur Erzeugung von Hybridwesen aus Mensch und Tier ebenso wie zur Chimärenbildung in besonders krasser Weise gegen die Menschenwürde verstoßen und deshalb unter Strafdrohung verboten werden müssen.

Als versuchte oder vollendete Tat soll nach dem Regierungsentwurf deshalb strafbar sein, »durch Befruchtung einer menschlichen Eizelle mit dem Samen eines Tieres oder durch Befruchtung einer tierischen Eizelle mit dem Samen eines Menschen einen differenzierungsfähigen Embryo zu erzeugen« (§ 7 Abs. 1 Nr. 3 E ESchG). Der Entwurf stellt damit klar, daß ethisch unbedenkliche Methoden, bei denen das Eindringen der Samenzelle in die Eizelle nicht geeignet ist, die für die weitere Entwicklung notwendige Zelldifferenzierung herbeizuführen, von dem Verbot nicht erfaßt werden. Dies gilt nach gesicherter wissenschaftlicher Erkenntnis insbesondere für den der Untersuchung männlicher Fertilitätsstörungen dienenden sogenannten »Hamsterei-Penetrationstest«, bei dem es nicht zur Verschmelzung der Zellkerne kommt, sondern bei dem der Befruchtungsvorgang in einem früheren Stadium endet.

III. Heilbehandlung, Heilversuch, Humanexperiment.
Oder: Vom Patienten zum objektivierten Individuum

Recht und medizinische Forschung berühren sich seit eh und je, wenn Heilbehandlungen in Heilversuche übergehen oder gar vom Humanexperiment die Rede ist. Begrifflich läßt sich die Trias »Heilbehandlung – Heilversuch –

---

dazu auch den außerordentlich eindrucksvollen Beitrag von VON BÜLOW, »Entwurf eines Embryonenschutzgesetzes – rechtliche Grenzen für die Forschungsfreiheit?«, in: *Max-Planck-Gesellschaft* (Hrsg.), Respekt vor dem werdenden Leben, aaO. (wie Anm. 23), S. 131 ff.

Humanexperiment« wie folgt umschreiben: Die *Heilbehandlung* dient der individuellen Heilung des Patienten mit anerkannten Verfahren oder Mitteln; dies schließt nicht aus, daß das primäre und konkrete Behandlungsinteresse mit einem sekundären Forschungsinteresse konkurriert.[25] Beim *Heilversuch* verfolgt der Arzt zwar subjektiv ebenfalls primär die konkrete und individuelle Heilung des Patienten, allerdings mit nicht erprobten Methoden oder Mitteln, so daß objektiv der »experimentelle Charakter dominiert«.[26] Beim *Humanexperiment* schließlich ist der individuelle Heilungszweck vom primär generellen und abstrakten Forschungsinteresse verdrängt; nicht mehr der Patient steht zur Behandlung an, sondern ein objektiviertes Individuum, das in den Dienst des medizinischen Fortschritts gestellt wird.

Die Rechtsfragen, die sich im Zusammenhang mit forschendem Heilversuch und Humanexperiment stellen, sind trotz vielfältiger Bemühungen noch immer nicht restlos beantwortet.[27] Fest steht jedenfalls, daß die Forschungsfreiheit gerade hier, wo es um Leben und körperliche Integrität eines Menschen geht, von Art. 2 GG überlagert und begrenzt wird. Das Dilemma ist offenkundig: Einerseits ist Fortschritt in der Medizin ohne medizinische Forschung nicht denkbar, andererseits steht am Beginn standardisierter Heilbehandlungen stets der Heilversuch. Irgendwann muß bei jeder neuen Methode und bei jedem neuen Mittel der Schritt vom Tierversuch oder der Computersimulation zum Menschen gewagt werden. Aber nur das Arzneimittelrecht enthält Normen, unter welchen Voraussetzungen dieser Schritt zulässig sein soll. Im übrigen sind wir auf allgemeine Rechtsgrundsätze oder auf Richtlinien ethischer und standesrechtlicher Art, wie zum Beispiel den

[25] ESER, »›Humanexperiment / Heilversuch‹, 3. Abschnitt ›Recht‹«, in: ESER / VON LUTTEROTTI / SPORKEN (Hrsg.), aaO. (wie Anm. 16), Spalten 504 f.

[26] SCHÖNKE / SCHRÖDER / ESER, StGB, 23. Aufl. 1988, § 223, RdNr. 50.

[27] Vgl. aus der Fülle der Literatur insbesondere: DEUTSCH, Das Recht der klinischen Forschung am Menschen, 1979; EBERBACH, Die zivilrechtliche Beurteilung der Humanforschung, 1982; ESER, »Das Humanexperiment«, in: STREE u. a. (Hrsg.), Gedächtnisschrift für Horst Schröder, 1978, S. 191 ff.; FISCHER, Medizinische Versuche am Menschen, 1979; GRAHLMANN, Heilbehandlung und Heilversuch, 1977; HELMCHEN / WINAU, Versuche mit Menschen, 1986; KLEINSORGE / HIRSCH / WEISSAUER (Hrsg.), Forschung am Menschen, 1985; LAUFS, Arztrecht, 4. Aufl. 1988, RdNr. 486 ff.; DERS., Die klinische Forschung am Menschen nach deutschem Recht, VersR 1978, S. 385 ff.; NARR, Ärztliches Berufsrecht, 2. Aufl., Stand Oktober 1988, RdNr. 1203. – Vgl. im übrigen die umfangreiche Literaturübersicht bei LAUFS, Arztrecht, 4. Aufl. 1988, S. 219 f.

Nürnberger Kodex,[28] die Deklaration von Helsinki der World Medical Assembly von 1964[29] in der revidierten Fassung von Tokio 1975[30] sowie auf Deklarationen der Weltgesundheitsorganisation (WHO) angewiesen. Freilich haben diese Grundsatzerklärungen und Richtlinien keine allgemein verbindliche Wirkung. Gleichwohl erfüllen sie eine wichtige Funktion für die ethische und rechtliche Verantwortlichkeit des forschenden Arztes und bilden gleichsam das Substrat eines Gewohnheitsrechts, auf Grund dessen sich die Voraussetzungen für die Zulässigkeit von Heilversuch und Humanexperiment ableiten lassen.

1. Zur rechtlichen Zulässigkeit des Heilversuchs

Da der Heilversuch subjektiv dem individuellen Wohl des Patienten dienen soll, können zunächst die Regeln für die Heilbehandlung herangezogen werden. Handelt es sich danach um einen Eingriff in die körperliche Integrität, so liegt nach einheitlicher Rechtsprechung tatbestandsmäßig eine Körperverletzung nach § 223 StGB vor, die, um gerechtfertigt zu sein, eines besonderen Rechtfertigungsgrundes bedarf.[31] Grundsätzlich schließt die Einwilligung des Patienten, die nur bei umfassender Aufklärung wirksam ist, die Rechtswidrigkeit aus. Als weiterer Rechtfertigungsgrund kommt beim nicht einwilligungsfähigen, etwa beim bewußtlosen Patienten in akuter Gefahrensituation die mutmaßliche Einwilligung in Betracht. Im Hinblick auf das objektive Forschungselement beim Heilversuch muß über die Einwilligung des Patienten hinaus eine Nutzen-Risiko-Abwägung, wie sie für die Arzneimittelerprobung in § 40 Abs. 1 Nr. 1 des Arzneimittelgesetzes oder in der Strahlenschutzverordnung vorgeschrieben ist, gefordert werden.[32] »Die Bedeutung einer solchen Nutzen-Risiko-Abwägung ist um so höher zu veranschlagen, je mehr ein neues Verfahren oder Heilmittel noch experimentellen

28 Grundsätze des Nürnberger Ärzteprozesses, die in dem vom amerikanischen Militärtribunal I im Urteil vom 20. August 1947 aufgestellt wurden. Sie sind abgedruckt bei WILLE, Grundsätze des Nürnberger Ärzteprozesses, NJW 1949, S. 377.

29 BGesundBl. vom 16. Juli 1971, S. 189 f.

30 Dt. Ärzteblatt 1975, 3163.

31 Vgl. statt aller DREHER / TRÖNDLE, Strafgesetzbuch und Nebengesetze, 44. Aufl. 1988, § 223 RdNr. 9a und 9b.

32 So jetzt ausdrücklich die Resolution 2.2 der Sektion II des XIV. Internationalen Strafrechtskongresses der AIDP vom 1. bis 7. Oktober 1989 in Wien.

Charakter hat und je weniger es für den konkret betroffenen Menschen von individuellem Nutzen sein kann (wie vor allem bei der Erstanwendung eines neuen Präparats am gesunden Probanden oder bei Einbeziehung eines Patienten in eine Kontrollgruppe).«[33]

Laufs hat überzeugend festgestellt,[34] daß sich der experimentelle Eingriff vom gewöhnlichen nicht durch die Unsicherheit des Ausgangs unterscheide; die Medizin gebrauche zahlreiche eingeführte Therapien mit unsicherem Erfolg; das Experiment überschreite vielmehr den Standard; wer experimentiere, begebe sich auf empirisch-wissenschaftliches Neuland.

> Ein aktuelles Beispiel bieten jüngste Heilversuche an den meist jugendlichen Mukoviszidose-Patienten, die bisher kaum eine Chance hatten, von ihrer schweren Krankheit befreit zu werden. Hoffnung geben in jüngster Zeit die Erfolge einer Londoner Klinik mit Lungen- und Herz-Lungen-Transplantationen auch bei Mukoviszidose. Inzwischen – so wurde berichtet[35] – hat auch die Universitätsklinik Hannover diese Transplantationstechnik eingeführt und kann Erfolge im Kampf gegen die Mukoviszidose vorweisen.

Das Beispiel zeigt im übrigen, daß zahlreiche Transplantationen nach wie vor[36] zur experimentellen Medizin gehören dürften, wenn auch einige inzwischen Standardcharakter angenommen haben.

Es muß schließlich aber auch die Frage aufgeworfen werden, wie der Arzt strafrechtlich zu beurteilen wäre, wenn er es in übergroßer Vorsicht unterläßt, den Heilversuch mit einer bisher nicht erprobten Methode anzubieten, obwohl standardisierte Möglichkeiten versagen und der Patient in Todesgefahr schwebt. Angenommen, der Arzt erkennt die Aussichtslosigkeit einer Heilbehandlung mit den zur Verfügung stehenden standardisierten Möglichkeiten und sieht, daß der Zustand des Patienten irreversibel ist; er ist sich andererseits aber bewußt, daß auch der denkbare Heilversuch – beispielsweise mit einem nicht erprobten Medikament oder einer nicht standardisierten Methode – ein hohes Risikopotential enthält und vielleicht sogar zum beschleunigten Exitus führen kann. In dieser Situation unterläßt es der Arzt, den Heilversuch anzubieten. Wie erwartet, stirbt der Patient. Hat in dieser Fallkonstellation der Arzt alles getan, um den Kranken zu retten? Hat er eine

---

[33] Ebda. Resolution Nr. 2.3.
[34] Die klinische Forschung am Menschen nach deutschem Recht, VersR 1978, S. 385 ff. (387).
[35] ›Stuttgarter Nachrichten‹ vom 24. 3. 1990, S. 31.
[36] LAUFS, aaO. (wie Anm. 34), S. 387.

strafrechtlich relevante unterlassene Hilfeleistung im Sinne von § 323 c StGB begangen, sofern es sich bei der Entwicklung des Krankheitsbildes um einen »Unglücksfall« nach dieser Vorschrift handelt?[37] War das Angebot eines Heilversuchs in dieser sonst ausweglosen Situation »erforderlich«? Wird die »Erforderlichkeit« wegen der regelmäßig bestehenden Unsicherheit des Ausgangs beim Heilversuch auch dann zu verneinen sein, wenn der Patient in den Heilversuch wirksam eingewilligt hätte (Grundsatz »in dubio pro reo«)? War das Unterlassen eines entsprechenden Angebots zur Durchführung des Heilversuchs angesichts des bestehenden Risikos einer Lebensverkürzung für den skrupulösen Arzt »zumutbar«? Liegt gar über das echte Unterlassungsdelikt hinaus eine auf der ärztlichen Behandlungspflicht beruhende Garantenstellung vor mit der Folge, daß das Unterlassen dem aktiven Tun gleichgestellt werden muß und der Arzt, der die Chance eines Heilversuchs nicht nützt, wegen versuchten oder vollendeten Totschlags durch Unterlassen strafrechtlich zur Verantwortung gezogen werden müßte? Alle diese Probleme dürften noch weitgehend ungeklärt sein und bedürfen weiteren Nachdenkens.

2. Zur rechtlichen Zulässigkeit des Humanexperiments

Da es beim Humanexperiment um generelle Forschung an und mit einem Menschen geht, die auch subjektiv nichts mehr mit der Heilung eines bestimmten Patienten zu tun hat, sondern dem Fortschritt der Medizin im Blick auf die Allgemeinheit dient, sind die Voraussetzungen für die Zulässigkeit im Vergleich zum Heilversuch noch deutlich enger. Anerkannt ist zwar, daß auch Humanexperimente auf Grund einer nach intensiver Aufklärung erlangten Einwilligung gerechtfertigt werden können,[38] gefordert wird jedoch, daß bei dem Kumulativerfordernis der Nutzen-Risiko-Abwägung ein strengerer Maßstab angelegt wird. Eser[39] hat etwa vorgeschlagen, beim Heilversuch ein tödliches Risiko nur dann in Kauf zu nehmen, wenn eine Heilbehandlung aussichtslos wäre, beim Humanexperiment die Zulässigkeitsgrenze

---

[37] SCHÖNKE / SCHRÖDER / CRAMER, aaO. (wie Anm. 26), § 323 c RdNr. 6 m. weit. Nachw.

[38] EBERBACH / SCHULER, Aufklärungspflicht bei psychologischen Experimenten, JZ 1982, S. 356 ff.; SCHÖNKE / SCHRÖDER / ESER, aaO. (wie Anm. 26), § 223 RdNr. 50 m. weit. Nachw.

[39] »›Humanexperiment / Heilversuch‹, 3. Abschnitt ›Recht‹«, in: ESER / VON LUTTEROTTI / SPORKEN (Hrsg.), aaO. (wie Anm. 16), Spalte 508.

bereits dort zu ziehen, wo der Betroffene einem Risiko ausgesetzt würde, »dessen Ausmaß und Gewicht nicht einmal annähernd durch den erhoffbaren Erkenntnisgewinn aufgewogen würde«.

Um die Durchführung einer umfassenden, objektiven Nutzen-Risiko-Abwägung zu sichern, werden gerade für die Zulässigkeitsprüfung des Humanexperiments unabhängige, interdisziplinär zusammengesetzte und dabei insbesondere auch mit juristischer Sachkunde ausgestattete Ethik-Kommissionen gefordert.[40] Sie nehmen dem ärztlichen Forscher zwar nicht die Verantwortlichkeit ab, helfen ihm jedoch bei seiner Selbstkontrolle[41] und schützen nicht nur Patienten und Versuchspersonen, sondern auch den Forscher jedenfalls vor öffentlicher Kritik.

So wurde zum Beispiel ein renommierter Berliner Perinatologe 1988 in der Öffentlichkeit und sogar vom eigenen Ärztekammerpräsidenten heftig angegriffen, weil er in den Jahren 1986 und 1987 »Menschenversuche« vorgenommen haben soll, die von einer Ethik-Kommission nicht gebilligt worden waren. Der Betroffene wies die Vorwürfe zurück und behauptete, im Rahmen einer *Heilbehandlung* tätig gewesen zu sein, die unter die Therapiefreiheit falle. Später habe er sogar die Ethik-Kommission angerufen und deren Zustimmung im Jahre 1988 erhalten. Bei den umstrittenen Versuchen ging es um die künstliche Ernährung von Feten. Der angegriffene Arzt hatte drei Schwangeren eine sogenannte »künstliche Nabelschnur«, einen rund 15 cm langen Katheter, unter die Bauchhaut gepflanzt, über diese Nabelschnur erhielten die unterentwickelten Kinder von außen Nährstoffe. Die Behandlung mußte bei zwei der drei Frauen nach wenigen Tagen abgebrochen werden, weil Keime ins Fruchtwasser gelangt waren. Die dritte Leibesfrucht konnte 10 Tage lang behandelt werden. Eine Schädigung der drei Feten trat nicht ein. Den Vorwurf, daß es sich um eine Behandlung mit experimentellem Charakter handelte, wies der Arzt mit der Begründung zurück, daß weder die Punktion der Fruchtblase oder der Bauchhöhle noch die Implantation des Katheters neu gewesen sei. Unerprobt sei lediglich die Kombination der beiden Verfahren gewesen. Demgegenüber sollen andere hochkarätige Mediziner erklärt haben, daß diese Behandlung innovativen Charakter gehabt habe.[42]

Das Beispiel zeigt einerseits, daß die Abgrenzung zwischen Heilversuch und Humanexperiment nicht einfach ist und daß in einer sensibilisierten Öffent-

---

[40] Resolution 2.6 der Sektion II des XIV. Internationalen Strafrechtskongresses der AIDP von 1. bis 7. Oktober 1989 in Wien.

[41] Laufs, Arztrecht, aaO. (wie Anm. 27), RdNr. 498.

[42] Vgl. zu diesem Beispielsfall: Schattenfroh, Ethik-Kommissionen — Schutz für Patienten und Ärzte, FAZ vom 4. 7. 1988.

lichkeit heute schneller denn je Anlaß zu Mißverständnissen gegeben sein kann. In solchen Grenzfällen entfaltet der Rückhalt eines Votums der Ethik-Kommission für den Arzt eine Schutzwirkung, die nicht unterschätzt werden sollte. Bis hin zum absoluten Ausschluß des Humanexperiments muß darüber hinaus an zusätzliche Sicherheitsvorkehrungen bei jenen Personen gedacht werden, die auf Grund ihrer Eigenschaften oder ihrer Verhältnisse besonders schutzbedürftig sind, also etwa Minderjährige, Schwangere, geistig oder körperlich Behinderte, Personen, die in ihrer Einsichtsfähigkeit oder Entscheidungsfreiheit eingeschränkt sind, und Personen in staatlicher Verwahrung, insbesondere also auch Strafgefangene.

Neben Ethik-Kommissionen und personenbezogenen Schutzvorschriften werden in verfahrensmäßiger Hinsicht beim Humanexperiment eine ausführliche Dokumentation über die Aufklärung, die Schriftform bei der Einwilligung, ein der Nachprüfung zugängliches Forschungsprotokoll und eine Haftpflichtversicherung des Betroffenen gegen etwaige Schäden im Sinne einer verschuldensunabhängigen Gefährdungshaftung verlangt.[43]

IV. Die klinische Arzneimittelprüfung bei Menschen: Ein gesetzlich geregelter Fall medizinischer Forschung

Die klinische Pharmakologie wird als systematisierte »Forschung am Menschen zur Ermittlung von Wirkung und Wirksamkeit eines Arzneimittels« bezeichnet.[44] Der Schutz des Menschen bei der klinischen Prüfung eines Arzneimittels wurde erstmals durch das Arzneimittelgesetz vom 24. August 1976 geregelt. Das Ziel, »eine optimale Arzneimittelsicherheit zu verwirklichen«,[45] war einerseits durch die Contergan-Katastrophe, andererseits durch die weiterentwickelten internationalen Standards zur brennenden Aufgabe geworden.

Die klinische Prüfung eines Arzneimittels setzt, wie sich aus § 40 Abs. 1 Nr. 5 und Nr. 6 Arzneimittelgesetz ergibt, voraus, daß Labor- und Tierversu-

---

[43] ESER, »Das Humanexperiment«, in: STREE u. a. (Hrsg.), Gedächtnisschrift für Horst Schröder, aaO. (wie Anm. 27), S. 213.

[44] KLEINSORGE, »Die Bedeutung der Forschung am Menschen aus der Sicht der klinischen Pharmakologie«, in: KLEINSORGE / HIRSCH / WEISSAUER (Hrsg.), Forschung am Menschen, aaO. (wie Anm. 27), S. 47.

[45] Amtl. Begründung des Regierungsentwurfs, BT-Drucks. VII/3060.

che vorausgegangen und dokumentiert sind. Da sich die Wirkung eines neuen Arzneimittels auf den Menschen tierexperimentell nicht ohne weiteres
voraussagen läßt, kann auf die Erprobung am Menschen nicht verzichtet
werden. § 40 Arzneimittelgesetz geht von dieser Erkenntnis aus, beschränkt
aber den als Humanexperiment zu klassifizierenden Vorgang zum Schutz des
in die Prüfung einbezogenen Menschen drastisch. Zu den allgemeinen Mindestvoraussetzungen gehört eine gesetzlich festgelegte Nutzen-Risiko-Abwägung, die § 40 Abs. 1 Nr. 1 Arzneimittelgesetz in der Weise formuliert,
daß die Risiken, die mit der klinischen Prüfung eines Arzneimittels für die
Person verbunden sind, bei der sie durchgeführt werden soll, gemessen an
der voraussichtlichen Bedeutung des Arzneimittels für die Heilkunde ärztlich vertretbar sind. »Stets hat der forschende Arzt das wissenschaftliche Vorhaben als Ganzes an ethischen Maßstäben auf seine Vereinbarkeit mit den
Rücksichten der Humanität zu überprüfen.«[46] Im einzelnen werden in diesem Zusammenhang die Empfehlungen der revidierten »Deklaration von
Helsinki«[47] besonders bedeutsam. Unerläßlich ist die Einwilligung[48] des Probanden, nachdem er durch einen Arzt über Wesen, Bedeutung und Tragweite
der klinischen Prüfung aufgeklärt worden ist (§ 40 Abs. 1 Nr. 2 Arzneimittelgesetz); diese Einwilligung ist nach § 40 Abs. 2 Arzneimittelgesetz nur wirksam, wenn der Proband geschäftsfähig und in der Lage ist, Wesen, Bedeutung
und Tragweite der klinischen Prüfung einzusehen und seinen Willen hiernach
zu bestimmen und wenn die Einwilligung von ihm selbst (Vertretungsverbot!) schriftlich erteilt wurde. Die Einwilligung ist jederzeit widerruflich.

Zusätzliche Voraussetzungen stellt das Gesetz in § 40 Abs. 4 Arzneimittelgesetz für die klinische Prüfung eines Arzneimittels bei Minderjährigen
auf. Danach können Minderjährige nur subsidiär zur Prüfung an Erwachsenen und nur für Arzneimittel zu diagnostischen und prophylaktischen
Zwecken herangezogen werden; wissenschaftliche Experimente außerhalb
dieser Zweckbestimmung sind demzufolge an Minderjährigen unzulässig[49].
Zu den allgemeinen Voraussetzungen gehört auch, daß die klinische Prüfung
eines Arzneimittels bei Personen, die auf gerichtliche oder behördliche

---

[46] Laufs, Arztrecht, aaO. (wie Anm. 27), RdNr. 496.
[47] S. o. Anm. 30.
[48] Vgl. zum folgenden: Narr, Ärztliches Berufsrecht, aaO. (wie Anm. 27),
RdNr. 1203.
[49] Ebda.

Anordnung in einer Anstalt verwahrt sind, nicht durchgeführt werden darf (§ 40 Abs. 1 Nr. 3 Arzneimittelgesetz).

§ 41 Arzneimittelgesetz enthält Sondervorschriften für die klinische Prüfung bei kranken Personen. Diese Vorschrift regelt also einen Fall des Heilversuchs. Grundsätzlich darf die Prüfung bei einem Kranken nur durchgeführt werden, wenn die Anwendung des zu prüfenden Arzneimittels zur Lebensrettung, Heilung oder Linderung des Leidens medizinisch indiziert ist (§ 41 Nr. 1 Arzneimittelgesetz). Andererseits ist im Unterschied zum Humanexperiment des § 40 Arzneimittelgesetz die Erprobung im Falle des Heilversuchs nicht auf Geschäftsfähige beschränkt (§ 41 Nr. 2 Arzneimittelgesetz), denn es steht die Lebensrettung und Therapie im Vordergrund.

Besondere Probleme ergeben sich im Zusammenhang mit sog. »kontrollierten Therapiestudien«[50]. Bei ihnen soll die Wirkung neuer Medikamente (oder Methoden) durch verschiedene Probandengruppen geprüft werden. Häufig werden die Probanden dabei in drei Gruppen eingeteilt, von denen die erste das neue Arzneimittel, die zweite ein herkömmliches Arzneimittel und die dritte ein Leerpräparat, also ein »Placebo« erhält. Der Versuch selbst kann als Blindversuch (die Probanden wissen nicht, welcher Gruppe sie zugeordnet sind) oder sogar als »Doppelblindversuch« (weder die Probanden noch der Versuchsleiter wissen, wer in welcher Gruppe ist) angeordnet werden.[51] Nach zutreffender Auffassung[52] müssen Aufklärung und Einwilligung sämtliche Alternativen umfassen.

---

[50] Vgl. dazu HIRSCH, »Heilversuch und medizinisches Experiment: Begriffe, medizinische und rechtliche Grundsatzfragen«, in: KLEINSORGE / HIRSCH / WEISSAUER (Hrsg.), Forschung am Menschen, aaO. (wie Anm. 27), S. 13 ff. (15).

[51] LAUFS, Die klinische Forschung am Menschen nach deutschem Recht, VersR 1978, S. 385 ff. (387); GUNDERT-REMY, »Spezielle Prüfungsprobleme der Forschung am Menschen (einschließlich Doppelblindversuch) aus medizinischer Sicht«, in: KLEINSORGE / HIRSCH / WEISSAUER (Hrsg.), aaO. (wie Anm. 27), S. 55 ff.; HORBACH, »Spezielle Prüfungsprobleme der Forschung am Menschen (einschließlich Doppelblindversuch) − Biometrische Fragen«, in: KLEINSORGE / HIRSCH / WEISSAUER (Hrsg.), aaO. (wie Anm. 27), S. 61 ff.; EBERBACH, Einzelfall und wissenschaftliche Methode − ein Widerspruch?, MedR 1988, S. 7 ff. (8 f.).

[52] LAUFS, Die klinische Forschung am Menschen nach deutschem Recht, VersR 1978, S. 385 ff. (387).

V. Medizinische Forschung und Europarecht

Ende der 70er Jahre befaßte sich der Europarat zum ersten Mal mit der medizinischen Forschung am Menschen. Er setzte einen Sachverständigenausschuß für klinische Humanpharmakologie ein, um Probleme der klinischen Pharmakologie im Hinblick auf die Harmonisierung klinischer Versuche zu definieren. Dieser Ausschuß erstellte einen Bericht unter der Überschrift »Probleme der Durchführung und Kontrolle klinischer Versuche«.[53] Inhaltlich beschränkte sich dieser Bericht auf klinische Versuche mit pharmazeutischen Produkten, klammerte aber die rechtlichen Fragen ausdrücklich aus. Der Sachverständigenausschuß empfahl vielmehr, daß die zuständigen Gremien des Europarats diese rechtlichen Probleme klinischer Versuche am Menschen untersuchen sollten.

1985 beauftrage der »Ad-hoc-Sachverständigenausschuß über Fortschritte in der biomedizinischen Wissenschaft (CAHBI)« den »Sachverständigenausschuß für medizinische Forschung am Menschen (CAHBI-RE)« mit der Prüfung der rechtlichen und ethischen Probleme der medizinischen Forschung, insbesondere der medizinischen Forschung, die nicht allein auf Arzneimittelversuche beschränkt ist.

Der CAHBI-RE, der 1986 zum ersten Mal zusammentrat, hielt zwischen 1986 und 1988 fünf Sitzungen ab, bei denen die Herren Brockman (Großbritannien) und Blumenbach (Bundesrepublik Deutschland) den Vorsitz hatten. In seiner Schlußabstimmung am 21. Oktober 1988, an der auch ein Vertreter des Bundesministers der Justiz und des Bundesgesundheitsamtes teilnahmen, beschloß dieses Gremium eine Entwurfsvorlage für den Sachverständigenausschuß CAHBI. Dieser wiederum billigte die Vorlage mit einigen Abänderungen und verabschiedete am 29. November 1989 den »Entwurf einer Empfehlung über medizinische Forschung am Menschen«. Er liegt zur Zeit dem Komitee der Minister des Europarates zur Behandlung und Beschlußfassung vor. Die 16 Thesen[54] des Entwurfs entsprechen weitgehend den Beurteilungsgrundsätzen, wie sie das Strafrecht der Bundesrepublik Deutschland unter dem Gesichtspunkt der Körperverletzung durch ärztliche Eingriffe zur medizinischen Forschung am Menschen entwickelt hat.

In Abweichung von den Vorentwürfen wurde allerdings die klare Scheidung zwischen Heilversuch und Humanexperiment aufgegeben. Die Aufga-

---

[53] Doc P-SG (83) 22.
[54] Die Thesen sind bisher − soweit ich sehe − noch nicht veröffentlicht.

be dieser Dichotomie ist nicht ohne weiteres einzusehen. These 2, die hierfür einschlägig ist, hat in der deutschen Übersetzung folgenden Wortlaut:

»Die Risiken, die eine sich der medizinischen Forschung unterziehende Person eingeht, müssen auf ein Minimum beschränkt werden. Die Risiken sollten in einem angemessenen Verhältnis zu dem Nutzen für die betreffende Person oder zur Bedeutung des Ziels dieser Forschung stehen.«

Bedenken könnten sich ergeben, weil die generelle Verpflichtung, die Risiken auf ein Minimum zu beschränken, für Humanexperimente ohne konkrete therapeutische Zielsetzung keine zuverlässige Grenze markiert. Wir fragen: Dürfen solche Experimente gegebenenfalls auch mit ernsten Gesundheitsgefahren für den Probanden verbunden sein, wenn sie mit geringeren Risiken nicht durchführbar sind und ein besonders hochrangiges Ziel der betreffenden Forschung auch die Inkaufnahme gesteigerter Gefahren als »nicht unverhältnismäßig« erscheinen läßt?

Ebenso wie unser nationales Recht stellt auch der Empfehlungsentwurf des Europarats schwerpunktmäßig auf Regelungen über Aufklärung und Einwilligung ab. »Informed free express and specific consent« soll auch im europäischen Bereich Dreh- und Angelpunkt des Regelungsinstrumentariums medizinischer Forschung sein. These 3 hat zum Beleg dafür folgenden Wortlaut:

1. Medizinische Forschung darf nicht ohne die nach entsprechender Aufklärung freiwillig, ausdrücklich und für diesen besonderen Fall gegebene Einwilligung der Person durchgeführt werden, die sich ihr unterzieht. Diese Einwilligung kann in allen Stadien der Forschung frei widerrufen werden; die Person, die sich medizinischer Forschung unterzieht, ist vor ihrer Teilnahme über ihr Recht auf Widerruf der Einwilligung zu belehren.
2. Die Person, die sich medizinischer Forschung unterziehen wird, ist über den Zweck dieser Forschung und die Methodik der Versuche aufzuklären. Sie ist ferner über vorhersehbare Risiken und Unannehmlichkeiten, die sie auf Grund des Forschungsvorhabens eingeht, aufzuklären. Diese Aufklärung sollte hinreichend klar und der Person angepaßt sein, so daß die Einwilligung in voller Kenntnis der Sachlage erteilt oder versagt werden kann.

Besondere Probleme werden auch bei der Behandlung einwilligungsunfähiger oder beschränkt einwilligungsfähiger Personen gesehen. These 4 geht davon aus, daß eine geschäftsunfähige Person sich medizinischer Forschung, soweit diese zulässig ist, nur mit Einwilligung ihres gesetzlichen Vertreters oder einer nach innerstaatlichem Recht ermächtigten oder bezeichneten Behörde oder Person unterziehen darf. Ist die geschäftsunfähige Person einsichtsfähig, so bedarf es auch ihrer Einwilligung und ohne diese darf keine Forschung durchgeführt werden. Für den Notfall, in dem der Proband abweichend von These 3 nicht in der Lage ist, seine Einwilligung zu erteilen, soll nach These 8 jede Forschung nur unter ganz strengen Bedingungen und unter Beteiligung einer Ethik-Kommission zulässig sein.

These 5 legt fest, daß eine geschäftsunfähige Person sich nur dann medizinischer Forschung unterziehen darf, wenn diese einen unmittelbaren und entscheidenden Nutzen für ihre Gesundheit erwarten läßt. In Ausnahmefällen kann das innerstaatliche Recht Forschungsvorhaben unter Beteiligung einer geschäftsunfähigen Person zulassen, die keinen unmittelbaren Nutzen für deren Gesundheit bringen, wenn diese Person keinen Einspruch erhebt und soweit diese Forschung zum Nutzen von Personen derselben Kategorie durchgeführt wird und die gleichen wissenschaftlichen Ergebnisse nicht durch Forschung an Personen erzielt werden können, die nicht zu dieser Kategorie gehören. Die Differenzierungen zwischen Heilversuch und Humanexperiment klingen hier wieder an.

Die Thesen 6 und 7 betreffen besonders schutzwürdige Personen, nämlich schwangere oder stillende Frauen sowie Personen, denen die Freiheit entzogen ist. These 9 fordert die vertrauliche Behandlung der bei der medizinischen Forschung erlangten personenbezogenen Informationen. In These 10 wird eine Sicherheitsgarantie der Forschung für die sich ihr unterziehenden Personen vorausgesetzt.

Arztvorbehalt, Entgeltverbot für die Probanden (ausgenommen Aufwendungs- und Kostenersatz) sowie Entschädigungsregelungen für die durch die medizinische Forschung verursachten Schäden sind Regelungsinhalte weiterer Thesen.

VI. Schlußbemerkung

Das mir gestellte Thema »Recht und medizinische Forschung« zwang dazu, nicht nur die Forschungsfreiheit zu beschwören, sondern mehr noch ihre rechtlichen Grenzen aufzuzeigen. Daß wir uns gerade im medizinischen Bereich schwer tun, ergibt sich aus dem Wissen, daß wir ohne Fortschritte in der Medizin weder unser heutiges Durchschnittslebensalter erreicht, noch Siege über so manche Krankheit errungen hätten. Der »Zauberberg« ist auf diese Weise ein Stück Medizingeschichte geworden.

Fortschritte und Erfolge dieser Art beruhen auf verantwortungsbewußter Forschung. Sie ist — auch und gerade im Bereich der Medizin — nur dort begrenzt, wo andere, von der Verfassung geschützte höchste Rechtswerte verletzt würden. Vor diesem verfassungsmäßigen Hintergrund können und müssen Normen des einfachen Rechts, wie zum Beispiel das Arzneimittelgesetz, das erwartete Embryonenschutzgesetz oder das im Werden begriffene Europarecht, die Schranken der medizinischen Forschung konkretisieren. Eine solche Klarstellung dient nicht zuletzt auch dem Forscher und Arzt.

Ärztliche Ausbildung in der Bundesrepublik Deutschland. Aus der Sicht der medizinischen Fakultäten

von Hermann Heimpel

I. Einführung

Die Qualität der medizinischen Ausbildung, insbesondere der Ausbildung in der Klinik, ist in den vergangenen Jahren zunehmend kritisiert worden. Kritik wird einerseits von Hochschullehrern geäußert, welche die eigene Gestaltung der Lehre durch gesetzliche Regelungen und weiter zunehmende Belastungen mit anderen Aufgaben eingeengt sehen, andererseits von Studenten, die vor allem Anstoß am Prüfungswesen, insbesondere an den Prüfungsinhalten und an der ungenügenden Anleitung und Gelegenheit zum Erlernen klinisch-praktischer Fähigkeiten äußern. Von Kritikern innerhalb der Universitäten, aber auch von seiten der Öffentlichkeit wird den Hochschullehrern vorgeworfen, sich zu viel um Forschung und Krankenversorgung und zu wenig um die Lehre zu kümmern. Auch wenn nur ein Teil dieser Kritik sachgerecht ist, so besteht ohne Zweifel die Notwendigkeit, über die Neugestaltung und Intensivierung der medizinischen Ausbildung nachzudenken. Der Grund dafür liegt nicht nur in dem immer wieder angeführten Nachholbedarf in der Bundesrepublik Deutschland, sondern auch in der in vielen Ländern erkannten Notwendigkeit, die medizinische Ausbildung ständig dem raschen wissenschaftlichen Fortschritt und der Entwicklung der ökonomischen und gesellschaftlichen Rahmenbedingungen anzupassen.

Zu meinem Thema sind zunächst einige Vorbemerkungen notwendig. Obwohl ich durch meine vieljährige Beschäftigung mit der Problematik und durch meine Tätigkeit im Vorstand des Medizinischen Fakultätentags den Stand der Diskussion kenne, ist eine Darstellung aus der Sicht der Fakultäten deswegen nur beschränkt möglich, weil die anstehenden Probleme und die möglichen Lösungsansätze durchaus nicht einheitlich gesehen werden. Ein Teil der relativ kleinen Gruppe der Hochschullehrer, die sich ernsthaft mit Fragen der ärztlichen Ausbildung beschäftigt, sieht die Notwendigkeit einer grundlegenden Neugestaltung des Studiums, wobei insbesondere eine verstärkte horizontale Integration, d. h. eine Auflösung der Trennung von Vorklinik und Klinik, und eine verstärkte vertikale Integration, d. h. eine vorwiegend interdisziplinäre, stärker an Lehrgegenständen als an Fächern ausgerichtete Ausrichtung des Unterrichts angestrebt wird. Andere glauben, daß bei Beibehaltung der traditionellen Unterrichtsformen die Normalisierung der Studentenzahl und eine Änderung der ärztlichen Approbationsordnung ausreicht, um vermeintliche oder tatsächlich bestehende Defizite auszugleichen. Die folgenden Feststellungen entsprechen also meiner persönlichen Sicht und werden sicherlich nicht von allen Fakultäten geteilt.

1. In einer Zeit der berechtigten Kritik an unerwünschten ökologischen und sozialen Ergebnissen des wissenschaftlichen Fortschritts muß betont werden, daß die Ausbildung der Medizinstudenten auf wissenschaftlichen Grundsätzen beruhen muß. Den Studenten ist verstärkt zu vermitteln, daß ärztliche Tätigkeit auch und gerade in der Praxis der Primärmedizin und des Krankenhauses wissenschaftlichen Prinzipien folgen muß, um das uns heute und in Zukunft zur Verfügung stehende Spektrum der Diagnose- und Behandlungsmöglichkeiten zum Nutzen und nicht zum Schaden der Patienten einzusetzen. Dabei ist Wissenschaft nicht mit Naturwissenschaft gleichzusetzen, sondern betrifft in gleicher Weise auch die zur Ausbildung und Berufsausübung bedeutsamen Sozialwissenschaften. Die mit der wissenschaftlichen Betrachtung eines Gegenstandes verbundene Tendenz zum Reduktionismus bedeutet nicht, daß die Anwendung wissenschaftlicher Prinzipien *per se* dem Versuch einer ganzheitlichen Erfassung der Problematik eines Subjekts entgegensteht. Ebensowenig muß die Lehre der ärztlichen Tätigkeit als wissenschaftliche Tätigkeit der Erkenntnis entgegenstehen, daß die Tätigkeit des Arztes darüber hinaus durch seine subjektive Einstellung zu grundlegenden Fragen der menschlichen Existenz, zur Rolle des Arztes und durch das Verständnis des ethischen Grundkonsenses unserer Gesellschaft geprägt ist.

2. Der Begriff »Wissenschaft« ist nicht mit dem Begriff »Forschung« gleichzusetzen. Das Zwillingsgebilde »Forschung und Lehre« als unverbrüchliche Einheit im Sinne der idealistischen Axiome von Wilhelm von Humboldt reicht nicht mehr aus, wenn es gilt, eine große Zahl von Menschen in einem praxisnahen Ausbildungsprozeß für komplexe pragmatische Aufgaben tauglich zu machen.[1] Nicht jeder Forscher muß lehren und nicht jeder Lehrende muß forschen. Dies gilt insbesondere für die klinische Medizin, in der die Hochschullehrer einen dritten verantwortlichen Beruf als

---

[1] P. WAPNEWSKI, »Meine Wunschuniversität«, in: Neue Zürcher Zeitung, 6./7. Januar 1990.

Ärzte und Ärztliche Leiter von Kliniken mit den damit verbundenen Organisations- und Managementaufgaben haben.

3. Nicht nur das Engagement der Hochschullehrer, sondern auch der Einsatz und das Lernverhalten der Medizinstudenten muß aktiviert werden. Studenten der klinischen Semester sind durchaus fähig, Teilaufgaben der ärztlichen Versorgung mitzuübernehmen und bei ausreichender Unterstützung und Anleitung die für den medizinischen Beruf spezifischen intellektuellen und technischen Fähigkeiten dabei zu erweitern. Das Universitätsklinikum bietet dafür durch die Fülle der Informationsmöglichkeiten und die in der im Vergleich zu allgemeinen Krankenhäusern feingestuften Hierarchie gegebenen Absicherungen eine besonders geeignete Umgebung, die bisher zu wenig genutzt wird.

4. Die in den vergangenen Jahren erneut intensivierte Diskussion über die medizinische Ausbildung in der Bundesrepublik Deutschland ist zu begrüßen. Sie ist allerdings zu stark auf eine Änderung der gesetzlichen Rahmenbedingungen eingeengt. Genauso wichtig wie diese sind allgemeine Zieldefinitionen und didaktische Konzepte, deren Ausformung den einzelnen Fakultäten angepaßt sein muß. Alle Erfahrungen zeigen, daß die Problematik der Weiterentwicklung des Medizinstudiums so komplex ist, daß eine bundes- oder ländereinheitliche Einigung nur auf dem kleinsten Nenner erfolgen kann und daß jeder Versuch, Einzelheiten in Gesetzesform niederzulegen, zu inflexiblen und von den Fakultäten nicht akzeptierten Vorschriften führt. In anderen Ländern sind wegweisende neue Konzepte immer von Hochschulen oder von Gruppen in einzelnen Hochschulen ausgegangen.[2] Ich werde mich deswegen mit der derzeitigen Diskussion über die Neufassung der Approbationsordnung nur am Rande befassen.

II. Besonderheiten des Medizinstudiums

Die Weiterentwicklung des Medizinstudiums muß im Rahmen der allgemeinen bildungspolitischen Entwicklung gesehen werden und bedarf der Diskussion mit den Vertretern anderer universitärer Ausbildungsgänge ebenso wie mit denjenigen, die in Parlamenten und Ministerien bildungspolitische Verantwortung tragen. Um zu Entwicklungskonzepten zu kommen, die von

---

[2] D. C. TOSTESON, »New pathways in general medicine«, in: N. Engl. J. Med. 322, 234, 1990.

den Medizinischen Fakultäten, insbesondere im Bereich der Universitätsklinika, realisiert werden können, muß jedoch klargestellt werden, daß die medizinische Ausbildung Besonderheiten aufweist, die sie von den meisten anderen Studiengängen wesentlich unterscheidet.

1. An der medizinischen Ausbildung sind 30 Fächer aus mindestens zwei Fakultäten, darüber hinaus eine Reihe extramuraler Institutionen beteiligt, wie etwa Akademische Lehrkrankenhäuser, Institutionen des öffentlichen Gesundheitswesens und niedergelassener Ärzte. Die Struktur, also die personelle Zusammensetzung und Arbeitsweise dieser Institutionen, ist nicht, wie in vielen anderen Studiengängen, allein von den Aufgaben in Forschung und Lehre, sondern in hohem Maße von den Aufgaben der Gesundheitsversorgung bestimmt. Die Fächer des Universitätsklinikums haben darüber hinaus die primär nicht-universitäre Aufgabe der Weiterbildung, die dazu führt, daß der Anteil der permanent als Hochschullehrer tätigen Personen innerhalb der an der Lehre Beteiligten relativ klein ist. Die Unterrichtsgestaltung in den klinischen Abschnitten muß auf die funktionsbestimmten unterschiedlichen Arbeitsabläufe in den einzelnen Fächern Rücksicht nehmen, insbesondere wenn die Studenten in späteren Abschnitten des klinischen Studiums möglichst weitgehend in die Realität der Diagnostik und Therapie eingebunden werden sollen.

Der Versuch, das Medizinstudium nach didaktischen Vorgaben zu gestalten, erfordert daher einen hohen Organisationsaufwand. Nicht umsonst existieren an den amerikanischen Ausbildungsstätten seit langem personell gut ausgestattete Studiendekanate, wobei dem Studiendekan weitgehende Entscheidungskompetenzen im Rahmen einvernehmlich beschlossener Studienkonzepte zugewiesen werden. Inzwischen scheint sich auch bei mir die Erkenntnis durchzusetzen, daß diese Organisationsaufgaben weder ohne Zuweisung eines Zeitbudgets durch die Dekane geleistet, noch an nicht sachkundige Verwaltungskräfte abgeschoben werden können. Qualifiziertes Verwaltungspersonal, das einem Studiendekan zugeordnet ist, kann allerdings zur Organisationsentlastung aller Hochschullehrer wesentlich beitragen. Steht ein solches dem Studiendekan direkt zugeordnetes Organisationsinstrument zur Verfügung, so erscheint es mir weniger wichtig, ob der Studiendekan seine Aufgabe hauptamtlich, d. h. nach Aufgabe seiner Rechte und Verpflichtungen als Leiter einer theoretisch-medizinischen oder klinischen Abteilung, oder nebenamtlich ausübt. In diesem Fall sollte durch eine an das Amt gebundene personelle Verstärkung, etwa im Bereich der wissenschaftlichen Mitarbeiter, die Entscheidung eines Hochschullehrers unterstützt

werden, einen größeren Teil der Arbeitszeit dem Problem der medizinischen
Ausbildung zu widmen.

2. Das Medizinstudium ist die Basis für ein breites Spektrum naturwissenschaftlich und sozialwissenschaftlich geprägter Berufe. Absolventen des
Medizinstudiums werden ihren Beruf in verschiedenen »Welten« ausüben: im
Bereich der berufsständisch geprägten und am einzelnen Patienten orientierten Primärmedizin, im Versorgungs- oder Forschungskrankenhaus, in der
universitären Forschung, in der Industrie und in den stark von Verwaltungs-
strukturen geprägten Bereichen des öffentlichen Gesundheitswesens. Angesichts der in der wirtschaftlich saturierten Gesellschaft weiter wachsenden
Bedeutung des Gesundheitswesens und seiner ökonomischen Restriktionen
ist anzunehmen, daß der Anteil der Mediziner, die nicht mehr individualärzt-
lich, sondern in Forschung, Entwicklung und Verwaltung tätig sind, weiter
zunehmen wird.

Unscharf definierte und ideologisch befrachtete Prinzipien wie die »Ein-
heitlichkeit des Arztberufes« verstellen immer wieder den Blick auf die Erkenntnis, daß die eigentliche Berufsausbildung für die überwiegende Zahl
der Mediziner erst nach Ende des Grundstudiums in formalisierten Weiter-
bildungsgängen, in Zukunft verstärkt in Postgraduiertenstudien, erfolgt. Unsicherheit über das Ziel des Grundstudiums spiegelt sich in der Diskussion
über den Diplommediziner und die Funktion der Arzt-im-Praktikum-Phase
wider. Wie zu erwarten, hat sich inzwischen gezeigt, daß die angestrebte
Funktion dieses Ausbildungsabschnittes, mit dem die Fähigkeit zur Nieder-
lassung in einer eigenen Praxis erreicht werden soll, unrealistisch ist. Die
Arzt-im-Praktikum-Phase hat sich allerdings in den Universitätskliniken mit
ihren speziellen Versorgungsaufgaben zu Beginn der Weiterbildungszeit als
äußerst nützlich erwiesen, da sie der beschränkten Funktionsfähigkeit des
klinischen Anfängers durch eine abgesenkte Vergütung und der Notwendigkeit der Einführung in die klinischen Fähigkeiten durch die Konkretisierung
der Aufsichtspflicht der weiterbildenden Ärzte Rechnung trägt[3].

Angesichts des besprochenen vielfältigen Spektrums der medizinischen
Berufe ist eine Studienzieldefinition notwendig, die dem grundlegenden, für
die Berufsausbildung aber gleichzeitig begrenzten Charakter des Grundstudiums bis zum dritten Teil des ärztlichen Staatsexamens gerecht wird. Sie ist
im besonderen als Konsensgrundlage zwischen den Fächern des Universi-

---

[3] *Arbeitskreis Medizinerausbildung der Robert Bosch Stiftung* (»Murrhardter
Kreis«), Das Arztbild der Zukunft. Gerlingen 1989.

tätsklinikums notwendig, da jedes Fach die Tendenz hat, seinen Beitrag übergewichtig zu sehen, und da wesentliche Bereiche späterer Berufsausübung, z. B. der Bereich der Primärmedizin, im Universitätsklinikum nicht vertreten sind. Nach wie vor geeignet erscheint mir die Studiendefinition der Ulmer Fakultäten von 1971. Als Ziel des Grundstudiums wird darin ein »Arzt« bezeichnet, »der nach dem Staatsexamen zur selbständigen Weiterbildung und Spezialisierung ohne Verlust des Überblicks über die allgemeinen Zusammenhänge theoretischer und praktischer Art befähigt ist und in begrenzten Bereichen ärztliche Verantwortung übernehmen kann«. Die Frage, ob die Universität damit auf einen berufsqualifizierenden Abschluß verzichtet, scheint mir angesichts der drängenden Probleme der ärztlichen Ausbildung insgesamt (d. h. des Gesamtprozesses, der das Grundstudium, die Weiterbildung und die Fortbildung umfaßt) weniger wichtig zu sein.

3. Bei der Finanzierung der Ausbildung, d. h. der Bereitstellung von Unterrichtsräumen, von Unterrichtstechnik, Herstellung von Unterrichtsmaterialien und Bereitstellung von Personalanteilen, ergeben sich Probleme aus der dualen Finanzierung aus Zentralkapitel und Klinikum. Die mit dem Ziel wirtschaftlicher Betriebsführung notwendige Budgetierung von einzelnen Kliniken, Abteilungen und zentralen Einrichtungen trennt im Klinikum nicht zwischen den Ausgaben für die Krankenversorgung, für Forschung und für Lehre. Der Erkenntnisfortschritt der Medizin sowie technologische und demographische Veränderungen führen dazu, daß die Budgets häufig hinter der ärztlich für notwendig gehaltenen Entwicklung der Krankenversorgung zurückbleiben. Erfolge in der Forschung sind für die Karriere der Beteiligten nach wie vor wichtiger als das Engagement in der Lehre. Aus diesem Grund müssen auch innerhalb der Klinikumshaushalte abgegrenzte Reservate für die Finanzierung der medizinischen Ausbildung geschaffen werden. Dies bereitet im Personalbereich besondere Schwierigkeiten, weil hier überwiegend eine Personalunion zwischen Lehrer, Forscher und Arzt besteht. Ein Versuch, diesem Problem zumindest teilweise gerecht zu werden, ist die Verteilung des für die Lehre vorgesehenen Budgets sowohl aus dem Zentralkapitel als auch aus dem Klinikumshaushalt in einer gemeinsamen Unterrichtskommission.

4. Während die Ausbildungs- und Prüfungsordnung in vielen anderen Studiengängen weitgehend als Sache der Länder gilt, ist für die gesetzlichen Rahmenbedingungen des Medizinstudiums der Bund wesentlich mitbeteiligt, da viele Fragen des Medizinstudiums in einer bundeseinheitlichen Approbationsordnung geregelt sind. Ihre Fortschreibung wird nicht allein

durch didaktische Überlegungen, sondern auch durch Statusdenken der Fachvertreter und wirtschaftliche Partikularinteressen mitbestimmt. Die gesetzgebenden Organe werden durch Gremien beraten, in denen nicht nur Hochschullehrer und Bildungsexperten, sondern auch gesellschaftliche Organisationen, also etwa Gewerkschaften und ärztliche Verbände beteiligt sind. Beratungen derartig inhomogen zusammengesetzter Gremien beanspruchen nicht nur sehr viel Zeit, sondern führen häufig auch zu Kompromissen, die weder der Eigenständigkeit und Verantwortung der Hochschullehrer, noch den Realitäten in den medizinischen Ausbildungsstätten Rechnung tragen.

III. Zum Verhältnis zwischen der Lehrfreiheit der Hochschule und der staatlichen Aufsicht

Das Verhältnis zwischen der Autonomie der Universität in Lehre und Forschung und der staatlichen Aufsicht ist ein wesentliches Problem, das nach meiner Ansicht in der Diskussion der Rahmenbedingungen der medizinischen Ausbildung nicht ausreichend berücksichtigt wird. Versucht man, das Problem unvoreingenommen zu analysieren, so zeigt sich, daß das von staatlicher Seite immer wieder ausgesprochene Bekenntnis zur Gestaltungsfreiheit der Universitäten als ein, vorsichtig formuliert, Lippenbekenntnis zu betrachten ist. Dies zeigt beispielhaft die kürzlich in Kraft getretene Siebte Novelle der Approbationsordnung.[4] In Übereinstimmung mit der vom Medizinischen Fakultätentag formulierten Initiative der Fakultäten wird hier die Gruppengröße in den Klinischen Praktika schärfer definiert, um eine didaktisch notwendige Anpassung bestimmter Parameter der Kapazitätsverordnung zu erzwingen, die auf anderem Wege politisch nicht durchzusetzen war. Könnte man dieses Vorgehen noch als eine legitime Form der politischen Durchsetzung ansehen, so greift bereits die Einführung von Seminaren der großen vorklinischen Fächer in die Gestaltungsfreiheit der Fakultäten ein. Dies gilt unabhängig von der Tatsache, daß sich auch der Medizinische Fakultätentag für die Einführung dieser Veranstaltungen als Pflichtpraktika in die Approbationsordnung ausgesprochen hat, da in der derzeitigen politischen Landschaft nur auf diese Weise wiederum Parameter der Kapazitäts-

---

[4] Siebte Verordnung zur Änderung der Approbationsordnung für Ärzte vom 21. 1. 1989. Bundesgesetzblatt, Jahrgang 1989, Teil I, S. 2549 f.

verordnung geändert werden können, die zur Intensivierung des vorklinischen Unterrichts und insbesondere zur Intensivierung der Vermittlung klinisch relevanter Inhalte notwendig sind.

Solche realpolitischen Begründungen gibt es nicht für die staatliche Anordnung, zu Beginn des Studiums ein Praktikum der Berufsfelderkundung und einen Kursus zur Einführung in die klinische Medizin durchzuführen. Unbeschadet der Feststellung, daß nach meiner persönlichen Meinung die frühe Berührung mit Bereichen ärztlicher Tätigkeit zur Motivation und zum Verständnis im vorklinischen Studienabschnitt sinnvoll ist (und an unserer Universität auf freiwilliger Basis auch praktiziert worden ist), wird durch Oktroi den Hochschulen hiermit ein didaktischer Ablauf vorgeschrieben, dessen Effizienz innerhalb unserer Studiengestaltung unbewiesen ist. Es ist zu befürchten, daß diese Kurse weitgehend als Alibiveranstaltung ablaufen werden, an denen gezwungenermaßen alle Studenten teilnehmen müssen. Damit werden eigene Initiativen der Fakultäten behindert, klinische und ärztliche Inhalte in geeigneter Form bereits zu Beginn des vorklinischen Studiums anschaulich zu machen.

Es ist andererseits nicht zu übersehen, daß auch auf der Seite der Ausbildungsstätten und der Hochschullehrer Forderungen nach einer verstärkten Gestaltungsfreiheit des Medizinstudiums nicht durch konkrete Konzepte, Vorschläge und Modellversuche realisiert worden sind. Gallwas[5] hat wiederholt darauf aufmerksam gemacht, daß die durch die Verfassung garantierte Freiheit in Forschung und Lehre nicht von der Verpflichtung der Hochschullehrer zur Gestaltung des Unterrichts und seiner ständigen Anpassung an die Erfordernisse der sich wandelnden Aufgaben zu trennen ist. Der Vorwurf, klinische Hochschullehrer interessierten sich nicht für die Qualität und Gestaltung des Unterrichts, ist teilweise richtig. Andererseits muß bei einer solchen Schuldzuweisung auch die Vielzahl der Aufgaben in der Krankenversorgung und im Krankenhausmanagement bedacht werden, deren Komplexität eines der Themen dieses Symposiumbandes ist. Die den einzelnen als notwendig erkannten Aufgaben zuzuwendende Zeit der Professoren, die gleichzeitig Hochschullehrer, Forscher und Ärzte sind, wird damit zu einem kritischen Problem.

---

[5] H. U. GALLWAS, »Die Pflicht der medizinischen Fakultäten zur Gestaltung der medizinischen Ausbildung«, in: *Robert Bosch Stiftung GmbH* (Hrsg.), Reform der Medizinerausbildung — Widerstreit und Konsens. Beiträge u. Ergebnisse der 2. Bad Boller Konsultation im November 1989. Band 33, Materialien und Berichte.

Die von seiten der Hochschullehrer kritisierte Einschränkung der Gestaltungsfreiheit der Fakultäten in der Lehre beruht in erster Linie nicht auf der
Ärztlichen Approbationsordnung als solcher, die durch die globale Festset-
zung der Mindestzeiten für die Pflichtveranstaltungen der einzelnen Ausbildungsabschnitte den Fakultäten durchaus eine eigenständige Gewichtung der
Lehrformen und Lehrinhalte erlaubt. Sie ist vielmehr Folge der administrativen Festlegung überhöhter Studentenzahlen und der damit verbundenen
Nivellierung der Curricula und der Verteilung, Ausgestaltung und Inhalts-
bestimmung der Prüfungen. Die Diskussion über die Aufnahmekapazität der
Medizinischen Fakultäten ist inzwischen nur noch zwischen Juristen möglich. Dagegen muß auch an dieser Stelle betont werden, daß die bundesein-
heitlich und fakultätsunabhängig gestalteten vier Staatsexamensabschnitte
das Lernverhalten der Studenten weit stärker bestimmen und auch die Gestaltungsfreiheit der Universitäten weit stärker eingeschränkt haben, als den
Vätern der Approbationsordnung von 1970 klar gewesen ist. Bei meinem folgenden Versuch, die Rechte und Pflichten der staatlichen Aufsicht einerseits,
der Universitäten und der medizinischen Hochschullehrer andererseits zu
bestimmen, möge mir der Verfassungs- und Verwaltungsrechtler die Verwendung unscharfer juristischer Begriffe nachsehen.

1. Rechte und Pflichten des Staates

a) Staatliche Aufsicht hat einen ausreichenden Stand von Kenntnissen und
Fähigkeiten für die ärztliche Tätigkeit, d. h. für die Erteilung der Approbation zu gewährleisten. Die Abschlußprüfung, die in der Bundesrepublik
Deutschland im Gegensatz zu manchen anderen Staaten gleichzeitig als Fä-
higkeitsnachweis für die Erteilung der Approbation dient, ist deswegen zu
Recht ein Staatsexamen, das unter ministerieller Aufsicht, in Baden-Württemberg unter Aufsicht des Regierungspräsidiums in Stuttgart, durchgeführt
wird. Prüfer sind nicht nur Universitätslehrer, sondern auch bevollmächtigte
Chefärzte an Akademischen Krankenhäusern und niedergelassene Ärzte als
Lehrbeauftragte für Allgemeinmedizin. Um so unverständlicher ist es, daß in
der Sechsten Novelle der Approbationsordnung gerade für diese Prüfung der
schriftliche Prüfungsteil entfallen ist und daß der Qualifikationsnachweis für
die Ausübung des ärztlichen Berufes allein äußerst unterschiedlich zusam-
mengesetzten und unterschiedlich urteilenden Prüfungskommissionen über-
lassen wird. Bei Betrachtung der Prüfungsergebnisse fällt nicht nur auf, daß
die Versagerquoten bei diesen Examen mit weniger als 5 % weit niedriger lie-

gen als bei der Qualifikationsprüfung anderer Berufe mit öffentlicher Verantwortung, etwa für Ingenieure oder Juristen, sondern daß in den Jahren, in denen sowohl schriftlich als auch mündlich geprüft wurde, die Korrelation zwischen dem schriftlichen und dem mündlichen Prüfungsergebnis zwischen verschiedenen Universitäten und zwischen den Prüfergruppen der einzelnen Universitäten ganz erhebliche Differenzen zeigte. Ich bin durchaus der Meinung, daß ein intensiviertes für die Approbation qualifizierendes Staatsexamen mit schriftlichen und mündlichen Prüfungsanteilen auch die für die ärztliche Berufsausübung notwendigen Inhalte der theoretisch-medizinischen Fächer enthalten muß, die mit dem gegenwärtigen System der verteilten Staatsprüfungen vorher »abgeprüft« werden.

Es ist dagegen nicht Aufgabe des Staates, den Ablauf der Studien, d. h. des Curriculums, das allein didaktischen Gesichtspunkten zu folgen hat, durch thematisch definierte Zwischenprüfungen zu regulieren. Ich habe mich deswegen wiederholt dafür ausgesprochen, Pflichtprüfungen als frei gewählte Gliederungselemente des Curriculums an die Universitäten zurückzugeben. Dabei könnte das Mainzer Institut für medizinische Prüfungsfragen, ähnlich wie das »Board of Medical Examiners« in den USA wertvolle Hilfe leisten.

b) Sinnvoll wäre der Erlaß von Rahmenbedingungen, in denen beispielsweise die staatliche Genehmigungspflicht für fakultätsspezifische Studienpläne und Studienordnungen sowie curriculare und inhaltliche Vorgaben enthalten sind. Derartige Rahmenvorschriften scheinen notwendig, da auch eine intensivierte einheitliche, für die Approbation qualifizierende staatliche Abschlußprüfung Zufallserfolge erlaubt und wissenschaftliche und praktisch-ärztliche Fähigkeiten nur partiell ermitteln kann. Staatlich vorgegebene Rahmenbedingungen sollten außerdem eine ausreichende Fluktuation von Studenten zwischen verschiedenen Universitäten und verschiedenen Bundesländern ermöglichen. Eine perfektionistische Lösung, die den jederzeitigen Wechsel zwischen allen Universitäten anstrebt, ist damit nicht anzustreben.

c) Im Staatshaushalt müssen ausreichende Ausbildungskapazitäten bereitgestellt werden, um den Universitätskliniken eine realistische Berechnung der Aufgaben von Professoren und Assistenten in der Krankenversorgung, im Klinikmanagement und in der klinischen Forschung zu ermöglichen. Die für die Lehre freibleibenden Kapazitäten müssen in Korrelation zur Studentenzahl gesetzt werden. Im Gegensatz zu den Universitäten in vielen anderen Ländern, die ihre Studentenzahl selber bestimmen, ist eine realistische Begrenzung der Studentenzahl pro Ausbildungsstätte in Hinsicht auf die in unserem Grundgesetz und durch Verfassungsgerichtsurteile vorgegebene

Lernfreiheit nur durch die Anpassung der Kapazitätsverordnung an die Realitäten in den Universitätsklinika möglich. Ob die derzeitig noch notwendige Verminderung der Studentenzahl pro Ausbildungsstätte durch Verschärfung des Numerus clausus oder durch die Schaffung weiterer Ausbildungsstätten geschieht, ist allein eine politische Entscheidung.

2. Aufgaben der Universitäten und der Hochschullehrer

a) Abgesehen von den persönlichen Lehrverpflichtungen ist die Aufgabe der Hochschullehrer die Entwicklung von Konzepten und Definitionen der Inhalte des Curriculums, d. h. der medizinischen Lehre, die allen Medizinstudenten zugänglich ist, deren nach Meinung der Fakultät unabdingbare Inhalte und Veranstaltungen als Pflichtabschnitt ausgewiesen werden. Medizinische Inhalte und Methodenvermittlung müssen selbstverständlich den im Staatlichen Abschlußexamen verlangten Fähigkeiten und Kenntnissen entsprechen. Es ist durchaus Pflicht und Recht des Staates, von den Hochschulen entwickelte Studienpläne und Studienordnungen zu *genehmigen, nicht jedoch* diese detailliert *vorzuschreiben* oder über kapazitätsrelevante Regelstudienpläne zu *erzwingen*.

b) Unbestrittene Aufgabe der Hochschullehrer ist die Durchführung des Unterrichts selber, d. h. die Realisierung von Studienplänen und die Garantie einer ausreichenden didaktischen Qualität. Dabei ist nicht zu übersehen, daß mit einer Deregulierung seitens der staatlichen Aufsicht die Regulationskompetenz universitärer Gremien und ihrer Exekutive gegenüber den einzelnen Hochschullehrern gestärkt werden muß. Diese Forderung wird häufig gerade von denjenigen, die nach dem Rückzug des Staates aus der medizinischen Ausbildung rufen, als Eingriff in die Lehrfreiheit betrachtet. Anscheinend ist es in der Bundesrepublik besonders schwierig klarzumachen, daß die Komplexität des Medizinstudiums eine teilweise Delegation der persönlichen Lehrfreiheit an kollegiale akademische Organe notwendig macht.

IV. Entwicklungsansätze für das klinische Studium

Während in den Fächern der Naturwissenschaften und der Theoretischen Medizin die physikalischen und biologischen Grundlagen für die Theorie der Medizin vermittelt werden, werden diese Bausteine im klinischen Studienabschnitt zu einer Theorie der Medizin und des medizinischen Handelns zusammengefügt und die Anwendung auf zunehmend komplexere Problemlösungssituationen gezeigt und eingeübt. Zu Recht werden beim Medizinstudium in der Bundesrepublik Defizite in der praktischen Ausbildung moniert. Zu häufig wird dabei der Begriff der »Praxis« allein als das Einüben psychomotorischer Fähigkeiten verstanden. Es ist sicher wichtig, Techniken der Anamnese, des ärztlichen Gesprächs, der körperlichen Untersuchung und der therapeutischen Eingriffe verstärkt zu vermitteln. Weniger deutlich erkannt werden die darüber hinausgehenden Defizite der »intellektuellen Praxis«, d. h. der Anwendung medizinischer Theorie auf die Probleme der Diagnose und der Behandlung von Krankheiten und insbesondere auf die komplexe Problemlösung bei einzelnen Patienten.

Ansätze zur Verbesserung der Situation erfordern die Normalisierung der Studentenzahl, die jedoch ohne eine gleichzeitige Verstärkung des Verständnisses des didaktischen Prozesses durch die Hochschullehrer und ihre Umsetzung durch die Fakultäten keine wesentliche Änderung bewirken kann. Die Ansichten darüber, wie dieser Änderungsprozeß gestaltet werden soll, sind — wie die in vielen Ländern geführte Diskussion und die ständigen Reformversuche zeigen — kontrovers. Die folgenden Lösungsansätze sind deswegen keineswegs umfassend und werden nicht von allen Fakultäten in der Bundesrepublik als erfolgversprechend angesehen.

1. Die Auswahl der Lehr- und Lerninhalte muß im wesentlichen nicht nach enzyklopädischen, sondern nach paradigmatischen Gesichtspunkten erfolgen. Das Verständnis der Pathophysiologie und das Verständnis für ärztliche Entscheidungen und ärztliches Handeln kann an einer Vielzahl von Beispielen gelehrt werden. Davon ist unbenommen, daß Medizinstudenten die Pathophysiologie und Klinik wichtiger und häufiger Erkrankungen *aller* Organsysteme kennenlernen müssen.

2. Biologische, psychologische und soziale Elemente von Gesundheit und Krankheit sind als gleichwertige Bedingungen der menschlichen Existenz zu begreifen; die Vermittlung biologischer, psychologischer, sozialer und ethischer Aspekte des Krankseins und der ärztlichen Tätigkeit darf nicht auf einzelne Ausbildungsabschnitte und auf einzelne Fächer beschränkt bleiben.

3. Klinische Vorlesungen als Ergänzung von Lehrbüchern können nicht nur medizinische Inhalte bewerten und aktualisieren, sondern können auch effektive und ethisch akzeptierte Varianten ärztlichen Handelns vermitteln. Die traditionelle Vorlesung mit Patientenvorstellungen, die von Flexner 1916 in das amerikanische Unterrichtssystem eingeführt wurde, hat deswegen wei-

terhin einen hohen Stellenwert. Es darf allerdings nicht übersehen werden,
daß nach dem Wegfall der Kontrollen der Vorlesungsbesuch teilweise erheblich zu wünschen übrig läßt. Deswegen muß über eine weitere Reduktion der
Vorlesungszeiten und über Bemühungen um eine bessere didaktische Gestaltung nachgedacht werden.

Bessere und besser besuchte Vorlesungen können Veranstaltungen nicht
ersetzen, in denen aktives Lernen als Grundlage zur lebenslangen aktiven
Fortbildung ermöglicht wird. Hier bleiben die Möglichkeiten klinischer
Praktika weitgehend ungenutzt, teilweise bedingt durch die hohen Studentenzahlen und die für die klinischen Praktikumsabschnitte ungünstige Zeit-
einteilung der sogenannten »Vorlesungszeiten« im Semester. Aktives Lernen
ist in der Universitätsklinik vor allem in der Einbettung in die Patientenbetreuung auf den Stationen und in der Poliklinik möglich. Dazu sind vor allem
Blockpraktika geeignet, die zum Beispiel in der Inneren Medizin in Münster,
Tübingen und Ulm praktiziert werden. Mit einem Pilotprojekt in Ulm haben
wir versucht, ein dreiwöchiges ganztägiges Stationspraktikum durch Einfüh-
rungsveranstaltungen und offene, auf die während der Stationsarbeit sicht-
baren Probleme konzentrierte Seminare zu strukturieren, in denen eine
Gruppe von acht Studenten, die auf verschiedenen Stationen arbeiten, zusammengefaßt wird. Dabei werden von den Studenten aktive Leistungen
nicht nur bei der Aufnahme und Vorstellung von Patienten, sondern auch in
Form von literaturgestützter eigener Urteilsbildung und schriftlichen Aus-
arbeitungen über einige Patienten verlangt. Die verbreitete Einführung derartiger Blockpraktika setzt allerdings eine grundsätzliche Umstrukturierung
der Studienpläne voraus.

4. Das von allen Hochschullehrern beobachtete Problem, daß Studenten
im Klinikum die in den theoretischen und medizinischen Fächern, insbesondere in der Anatomie, Biochemie und Physiologie erworbenen und in der
Ärztlichen Vorprüfung »abgeprüften« Kenntnisse teilweise vergessen haben
oder sie zumindest nicht auf klinische Problemlösungssituationen anwenden
können, weist auf die Notwendigkeit einer stärkeren Integration des vorklinischen und des klinischen Studiums hin. Dabei kann es nicht nur um die
durchaus modische Vorverlegung klinischer Anschauung auf den Beginn des
Studiums gehen, gleicherweise müssen Teile der Lehre der Fächer der Theoretischen Medizin in den späteren »klinischen« Studienabschnitt eingebracht
werden. Auf die verschiedenen Curricula-Modelle, die eine solche vertikale
Integration anstreben, kann an dieser Stelle nicht eingegangen werden. Ebenso verzichte ich darauf, die Notwendigkeit, aber auch die erheblichen organi-

satorischen Probleme der horizontalen, d. h. interdisziplinären Integration, d. h. genauer: der interdisziplinären, an Organsystemen oder Erkrankungsformen orientierten Ausbildung zu diskutieren.

5. Die Zunahme des medizinischen Wissens und seiner Anwendungsmöglichkeit erfordert eine fortlaufende Neudefinition der grundlegenden und allgemeinen Inhalte des klinischen Grundstudiums. Bei Beibehaltung eines für alle Studenten verbindlichen, im Verhältnis zu der Gesamtmenge des medizinischen Wissens anteilsmäßig weiter verminderten, Kerncurriculums sollten Wahlpflichtveranstaltungen eingeführt werden, die dem Studenten nach eigener Wahl bereits während des Studiums eine spezielle Vertiefung und Vorbereitung auf den Beruf oder die Berufsgruppe ermöglichen, den oder die er später einzuschlagen gedenkt.[6] Neben dem Kerncurriculum gebotene Wahlcurricula werden zu einer stärkeren Differenzierung der einzelnen medizinischen Ausbildungsstätten führen. Eine solche Differenzierung könnte zu einem Zeitpunkt, an dem die Zahl der Bewerber die Zahl der angebotenen Studienplätze nicht mehr übersteigt, zu thematisch bestimmten Auswahlmöglichkeiten und damit zu einer Erhöhung der Arbeitsmotivation von Bewerbern für das Medizinstudium führen.

V. Sind die Aufgaben des Medizinstudiums mit den Versorgungs- und Forschungsaufgaben des Universitätsklinikums vereinbar?

Mit dem zunehmenden Tempo der Anwendung neuer medizinischer Erkenntnisse und der damit verbundenen kognitiven und technologischen Spezialisierung werden die Universitätsklinika in zunehmendem Maße mit Aufgaben der Maximalversorgung ausgefüllt. Als Stichworte seien die Organtransplantation, die invasive Kardiologie, die Kardiochirurgie, die pädiatrische Onkologie sowie spezielle Operationstechniken der Orthopädie, der Augen- und HNO-Heilkunde genannt. Dagegen treten, insbesondere in Universitätsklinika in Großstädten, viele für weniger spezialisierte medizinische Berufsfelder wichtige Bereiche immer mehr zurück. Dies betrifft insbesondere die Primärmedizin, die primärmedizinnahen häufigen Erkrankungen und das zunehmend wichtiger werdende Gebiet der Geriatrie und Reha-

---

[6] H. HEIMPEL, »Die Entwicklung der ärztlichen Berufe − Konsequenzen für die medizinische Ausbildung«, in: *Robert Bosch Stiftung GmbH* (Hrsg.), Reform der Medizinerausbildung − Widerstreit und Konsens (wie Anm. 5).

bilitation. Die früher für die Primärversorgung der sozial schwachen Bevölkerungsgruppen wichtigen Polikliniken wurden inzwischen allgemein in hochspezialisierte Fachambulanzen umgewandelt; von seiten der niedergelassenen Ärzteschaft wird diesen Fachambulanzen freilich mit zunehmendem Konkurrenzdruck das Recht zur Untersuchung und Behandlung gerade der Patienten bestritten, die für eine allgemeine und grundlegende medizinisch-klinische Ausbildung wichtig sind.

Ich bin durchaus der Meinung, daß allgemeine Strategien der praktischen Anwendung medizinischer Theorie auch bei vielen Patienten eines Krankenhauses der Maximalversorgung paradigmatisch möglich sind. Ein Beispiel sind die Patienten mit Krebskrankheiten. Hier erlebt der Student nicht nur die spezielle onkologische Diagnostik und Therapie. Bei Patienten mit Krebs, insbesondere bei älteren Menschen, treten vielmehr krankheits- und therapiebedingte Probleme verschiedener Organsysteme auf, die geeignet sind, Pathophysiologie und Therapie des Stoffwechsels, des kardiopulmonalen und des gastrointestinalen Systems anschaulich zu machen. Darüber hinaus werden bei der Behandlung von Krebspatienten Fragen der allgemeinen Ziele und Begrenzungen der therapeutischen Medizin, zudem soziale, psychologische und psychosomatische Fragen sowie ethische Probleme zu diskutieren sein. Dasselbe gilt für diagnostisch schwierige oder schwerkranke Patienten anderer Fachgebiete. Trotzdem spricht die Erfahrung dafür, daß auch Paradigmata aus Bereichen notwendig sind, die im Universitätsklinikum nur ungenügend vertreten sind.

Die Konsequenzen aus der zunehmenden, für die klinische Forschung durchaus vorteilhaften Entwicklung der Universitätskliniken zu Krankenhäusern der Maximal- und Spezialversorgung in Hinsicht auf die Ausbildung sind für die verschiedenen Universitätsklinika jeweils anders. Universitätskliniken in kleinen Städten, in Baden-Württemberg etwa in Ulm oder in Tübingen, stehen vor dem Problem, genügend Kapazitäten für Spezialpatienten der klinischen Forschung freizuhalten. Hier ist die Gefahr eines für die Lehre zu einseitigen Patientenspektrums weniger gegeben als in Universitätsklinika in großen Städten. Zur Verbesserung der Situation sind schließlich zwei Lösungsansätze denkbar:

Erstens eine weitere Erhöhung der Bettenzahl und der poliklinischen Behandlungsmöglichkeiten der Universitätskliniken; gegebenenfalls die Verlagerung von bestimmten Aufgaben der Maximalversorgung und der klinischen Forschung in die mit der Inneren Medizin eng verbundenen Behandlungszentren. Eine solche Lösung bietet sich wohl für Transplantations- und

Herzzentren an. *Zweitens* wäre denkbar eine verstärkte Einbeziehung von Einrichtungen außerhalb des Universitätsklinikums in das Medizinstudium. Daß diese Notwendigkeit bei den Novellierungen der Ausbildungsordnung nur ungenügend bedacht worden ist, zeigt beispielsweise die Änderung der Famulaturvorschriften in der Fünften Novelle der Approbationsordnung: Während vorher Universitätskliniken und Akademische Krankenhäuser bewußt ausgenommen waren, um die Famulatur dazu zu nutzen, medizinische Berufsfelder außerhalb dieser Kliniken kennenzulernen, wurde aufgrund der (nach meiner Meinung) inkonsequenten Argumentation vieler Hochschullehrer die Famulatur auch an Universitätskliniken wieder erlaubt.

Die Heranziehung weiterer Krankenhäuser außerhalb der Universität auch im ersten und zweiten klinischen Studienabschnitt ist in Hinsicht auf die besprochenen Probleme sicherlich attraktiv. Allerdings ist zu bedenken, daß ein für die Lehre geeignetes Patientenspektrum nur *eine* notwendige Voraussetzung für die Vermittlung allgemeiner und grundlegender Fähigkeiten im klinischen Grundstudium ist. Die *zweite* Voraussetzung ist und bleibt die Person des akademischen Lehrers, der fähig ist, seine Vorbildfunktion wahrzunehmen und kritisch zu reflektieren, der auch imstande ist, Diagnostik und Therapie als Anwendung wissenschaftlich fundierter medizinischer Theorie zu vermitteln. Die Universitätsklinika müssen deswegen auch in Zukunft die zentrale Rolle der Ausbildung von Medizinstudenten behalten.

Die Universitätsklinik als »Großgerät« für Forschung und Lehre

von Georges Fülgraff

Vom Generalthema dieses Symposienbandes verstehe ich eigentlich nichts. Und mit dem Hinweis auf mein Nichtwissen wollte ich die Einladung zur Mitarbeit, als diese an mich erging, ablehnen; aber die Organisatoren ermutigten mich sowohl hartnäckig als auch liebenswürdig. In der Londoner Gesellschaft der »Dilettanti« bestand die einzige offizielle Aufnahmebedingung im 18. Jahrhundert darin, daß der Bewerber schon einmal in Italien gewesen sein mußte. In diesem Sinne bin ich Dilettant; ich war natürlich schon in Universitätskliniken und habe mit Mitarbeitern von Universitätskliniken in einigen Projekten zusammengearbeitet. Gleichwohl empfinde ich mich im Kreis derer, die an diesem Buch mit Beiträgen beteiligt sind, als Laie, und so mögen meine Vorschläge auch aufgenommen werden.

Es gibt wohl nicht *den* Zielkonflikt für Universitätskliniken heutiger Struktur und Aufgaben, sondern eher ein zusammenhängendes Geflecht konfligierender Interessen und Ziele. Man kann die einzelnen Komponenten dieses Netzes beschreiben, aber keines der damit verbundenen Probleme isoliert zu lösen versuchen, weil dadurch andere Komponenten verschlechtert werden. Man muß vielmehr das gesamte Geflecht in den Blick nehmen und ein Pareto-Optimum suchen, d. h. den Zustand, bei dem jede Veränderung einer einzelnen Komponente das Gesamtsystem verschlechtern würde. Dazu müßte vorher Einigkeit darüber bestehen, wie die einzelnen Komponenten relativ zueinander zu gewichten wären. Während der Diskussion auf der 6. Blaubeurer Tagung entstand für mich der Eindruck, daß Konflikte und Widersprüche auch in den einzelnen handelnden Personen selbst zu spüren sind. Das ist nicht verwunderlich; die Situation ist zu kompliziert, als daß wir uns den Luxus erlauben könnten, zu jedem Zeitpunkt alle unsere Ansichten und Wünsche in Übereinstimmung zu haben.

Unser »Konfliktnetz« hat mindestens fünf Komponenten:

1. *Die Forschung:* Sie soll »Weltniveau« haben. Sie soll klinische Forschung sein, soll also Krankheitsursachen- und Krankheitsbehandlungsforschung sein, soll Methoden und Erkenntnisstand der Natur-, Ingenieurs-, Infor-

mations- und Sozialwissenschaften einbeziehen, soll die Erfahrung der
Älteren und die Kreativität der Jüngeren nutzen, soll sowohl im jeweils
breiten, anerkannten Hauptstrom des Faches an der Spitze sein, als auch
Außenseitern eine Chance geben und zugleich Schwerpunkte bilden und
jedes Fach berücksichtigen.

2. Die *Lehre* mit ihrerseits zwei Komponenten:

– *Ausbildung:* Sie soll praxisnah sein, entscheidungs- und handlungsorien-
tiert, auf der Basis fundierter Therapien Zusammenhänge aufzeigend, fä-
cherübergreifendes Wissen und Sinn für und Methodik von Forschung
vermittelnd – und sie soll von den Beispielen leben, die Lehrer geben,
auch für den Umgang mit Kranken. Die Ausbildung soll darüber hinaus
ausgerichtet sein auf vielfältige ärztliche Berufsausübungen, in deren Praxis die Ärzte bei mehr als der Hälfte ihrer Patienten Beschwerden begeg-
nen, die sie in der Ausbildung nicht kennengelernt haben, und in der 80 %
der Ärzte auch – und ein kleinerer Teil überwiegend – Methoden anwenden, die an der Universität nicht gelehrt werden.

Kann an hochspezialisierten Universitätskliniken überhaupt gelehrt
werden, was Ärzte für ihre Berufsausübung benötigen? Hätte also das
Fach Allgemeinmedizin in der Ausbildung einen größeren Raum einzu-
nehmen? Spätestens an dieser Stelle fällt auf, daß unter den Autoren dieses
Bandes – wie auch unter den Teilnehmern der Tagung – kein Vertreter
dieses Fachs zu finden ist. Eine andere mögliche Schlußfolgerung wäre
die, daß der in ambulanter Praxis ärztlich tätige Arzt nicht mehr das Be-
rufsbild verkörpert, auf das hin ausgebildet wird.

Man kann sich dem Eindruck nicht ganz verschließen, daß das Ergebnis
eines sechsjährigen Studiums eine Art Halbzeug ist, gerade dazu in der
Lage, sich selbst weiter zu formen. Dies allerdings wäre ein schlechtes
Zeugnis für die zwölfsemestrige Ausbildung. Eine auch in diesem Band
aus dieser Misere abgeleitete Konsequenz lautet, die Absolventen dieser
Ausbildung noch einmal für ein bis zwei Jahre denselben Institutionen an-
zuvertrauen, dann seien sie fertig und zu selbständigem Handeln in der
Lage. Wie aber will man der Öffentlichkeit, den Regierungen und Gesetz-
gebern plausibel verdeutlichen, daß das, was in sechs Jahren nicht erreicht
wurde, in ein bis zwei zusätzlichen Jahren erreicht werden kann?

– *Weiterbildung:* Diese verlangt die Spezialisierung und den Zugang zu Forschung, aber auch eine geplante Rotation zwischen zu engen Fachabteilungen und die Vorbereitung auf Selbständigkeit und Führungsaufgaben.

In dieser Zeit wird der wissenschaftliche Nachwuchs ausgewählt, motiviert und in seine Rolle eingeführt. Für die Weiterbildung müssen alle Methoden der Diagnostik und Therapie verfügbar und erlernbar sein, wobei die Erfahrung und das Beispiel der leitenden Personen wohl wichtiger sind als die Geräte. Man kann zu Recht die Frage stellen, ob Assistenten, die sich nicht aktiv und mit Motivation und Erfolg an Forschung und Ausbildung beteiligen können oder wollen, in einer Universitätsklinik am rechten Platz sind – oder ob sie nicht ihre Weiterbildung besser andernorts erhalten sollten.

3. *Krankenversorgung:* Die Universitätskliniken sind in die Krankenhausbedarfspläne eingebunden und sind deshalb große Dienstleistungszentren. Sie sind Teil der regulären, stationären und ambulanten ärztlichen Versorgung einer Region. An sie wird der Anspruch gestellt, alle Fächer und Subdisziplinen in Maximalversorgung und auf dem jeweils höchsten und modernsten Niveau rund um die Uhr bereitzustellen.

4. *Management:* Universitätskliniken sind Großbetriebe, Wirtschaftsunternehmen, mit hohen Anforderungen an Management- und Führungsaufgaben.

5. *Privatärztliche Tätigkeit:* Die leitenden Personen der Universitätskliniken sehen sich gezwungen, zur Erzielung eines angemessenen Einkommens auch freiberuflich tätig zu sein, indem sie eine Privatstation und eine private Sprechstunde führen.

Mit dieser Aufgabenfülle, verschärft durch die Forderung nach Motivation und Höchstleistung auf jedem Sektor, wird jedes Zeitbudget systematisch überfordert. Kleine, symptomatische Korrekturen lösen die grundsätzlichen Zielkonflikte nicht auf. So haben Forschung und Lehre unterschiedliche Anforderungsprofile hinsichtlich der aufzunehmenden Patienten. Derzeit werden aber die Wünsche beider Bereiche nicht erfüllt, weil entsprechend der Bedeutung der Kliniken für die Krankenversorgung einer Region die Auswahl der eingewiesenen Patienten Versorgungskriterien folgt. Um dennoch für Forschung und Ausbildung geeignete Patienten zu bekommen, müssen die Kliniken daher so groß sein, daß auch ohne Vorauswahl sich unter der großen Zahl der eingewiesenen Patienten einige der gewünschten befinden. Andererseits kann es die Eignung der Kliniken als Dienstleistungseinrichtungen der Krankenversorgung beeinträchtigen, wenn Patienten, angesichts der Möglichkeit, Objekte der Forschung zu werden, sich einer Einweisung in die Universitätsklinik widersetzen.

Die Erwartungen, die an Universitätskliniken gestellt werden, sind nicht nur hoch, sondern bei den beteiligten Parteien unterschiedlich und zum Teil unvereinbar. Man denke nur an die Klinikchefs, die zweite Leitungsebene in den Kliniken, die Assistenten in der Weiterbildung, den Nachwuchs für die wissenschaftliche Laufbahn, die Studenten in der Ausbildung, die Kollegen der anderen Fächer in den medizinischen Fakultäten, vor allem aber die anderen Fakultäten der Universität, die verstört auf den Etat der Kliniken blicken, die Krankenhäuser und die niedergelassenen Ärzte des Einzugsbereichs, die pharmazeutische Industrie, die Forschungsförderungsorganisationen, Patienten und die Bevölkerung der Region, die Öffentlichkeit in je wechselnder Rolle als Steuerzahler, als Versicherte, als begeisterte Claqueure nationaler Forschungserfolge, die Akteure der Sozialpolitik, der Forschungspolitik.

Alle Beteiligten versuchen die Gleichung mit sechs Unbekannten nach den von ihnen präferierten Variablen aufzulösen, wodurch aber die Gleichung im Ganzen nicht gelöst wird. Stattdessen könnten wir versuchen, uns auf eine relative Rangfolge der einzelnen Ziele zu einigen, und könnten dazu passend die Utopie einer Universitätsklinik entwerfen, ohne uns dabei an den heutigen Kliniken zu orientieren.

Eines der heutigen Aufgabengebiete könnten wir gleich zu Beginn herausnehmen, wodurch das Netz konfligierender Ziele einfacher und überschaubarer wird: *die Privatpraxis*. Sie hat ohnehin im Aufgabenspektrum einer Universitätsklinik nichts zu suchen. Der staatliche Dienstherr sollte stattdessen die Menschen, von denen er Höchstleistung und Motivation in Forschung und Lehre erwartet, vom Zwang zum Geldverdienen entlasten, indem er sie leistungs-, umfeld- und konkurrenzgerecht entlohnt. Demnach müßten die Gehälter von Klinikchefs erheblich über dem Rahmen liegen, der anderen Hochschullehrern zugebilligt wird. Dabei sollten die Einkommen, die in vergleichbarer Berufsausübung außerhalb der Universität erzielt werden, ebenso berücksichtigt werden wie andererseits das hohe Prestige, das die Position an der Universität mit sich bringt, und mitbedacht werden sollte auch der motivierende Freiraum der Forschung. Für besondere Leistungen oder Belastungen in den Kernaufgaben der Lehre und der Forschung könnten ensprechende Zuschläge zugebilligt werden.

Unter den verbleibenden Aufgaben und Zielen gebührt der Lehre schon deshalb der erste Rang, weil *sie* der Anlaß war, Universitäten überhaupt zu gründen. Das Hochschulrahmengesetz nennt die Lehre als vorrangige Aufgabe – und auch unsere Berufsbezeichnung als Hochschullehrer weist darauf hin. Man kann schlecht Hochschullehrer sein, ohne zu lehren. Dennoch

erhält man im allgemeinen die »venia legendi« nicht für ein Talent zum Lehren; Engagement, Erfahrung oder der Ruf als Lehrer sind nie oder selten ein
Argument bei Berufungen.

Zwar mag Forschung nicht unverzichtbar sein, um lehren und für einen
Beruf ausbilden zu können, aber sie gehört heute bereits durch Definition
zur Universität und damit auch als Aufgabe zu einer Universitätsklinik. Von
der Öffentlichkeit wird erwartet, daß an den Einrichtungen der Universitäten
geforscht wird; und die Forschung gehört zum Selbstverständnis des Hochschullehrers. Gerade sie bringt Anerkennung im Beruf und Motivation.
Möglicherweise könnten die Voraussetzungen für die Forschung erheblich
verbessert werden, wenn auch in der Bundesrepublik die in den USA häufigen Doppelberufungen und Doppelmitgliedschaften in einer Klinik und
einem experimentellen Institut eingeführt würden.

Forschung, Ausbildung und Weiterbildung sind die originären Aufgaben
der Hochschullehrer, auch in der klinischen Medizin. Damit diese Aufgaben
erfüllt werden können, brauchen die Hochschullehrer der klinischen Medizin Zugang zu Patienten. Die Krankenversorgung ist somit kein originäres,
sondern ein abgeleitetes Ziel, genaugenommen *ein Mittel*, um die originären
Ziele erreichen zu können. Krankenversorgung ist eine notwendige Bedingung, um die Aufgaben der Lehre, Forschung und Nachwuchsförderung erfüllen zu können. Aber sie ist nur gerechtfertigt, soweit sie diesen Zielen
dient, beziehungsweise soweit sie dafür unerläßlich ist. Universitätskliniken
wären somit als eine Art »Großgerät« für Forschung, Aus- und Weiterbildung zu definieren. Welche Konsequenzen ergeben sich daraus?

1. Universitätskliniken sollten nicht im Krankenhausbedarfsplan geführt
   werden, da sie nicht Teil der Versorgungsstruktur einer Region sind. Sie
   haben vielmehr wechselnde, selbstdefinierte Schwerpunkte und nicht die
   Verpflichtung, über diese hinaus Dienstleistungen vorzuhalten.
2. Es gehört nicht zum Leistungskatalog von Krankenkassen, Mittel der
   Forschung und Lehre zu finanzieren. Dies gilt für stationäre wie für ambulante »Mittel«, die für Forschung oder Lehre gebraucht werden. Die
   Krankenkassen sollten daher für ärztliche Leistungen, die in Universitätskliniken erbracht werden, nicht aufzukommen haben. Dies wäre
   vielmehr eine Aufgabe der öffentlichen Hand, die auch in anderen Bereichen der Hochschulen die Lehr- und Forschungsmittel bereitstellt.
3. Die Fakultäten hätten zu definieren, welche Art und welches Maß klinischer Einrichtungen und damit ambulanter und stationärer Patienten

sie für Forschung und Ausbildung und die »Erbrütung« von Nachwuchs brauchen. Sie benötigen vermutlich einen relativ kleinen stationären Bereich mit stark vorausgewählten Patienten und einen größeren ambulanten Bereich, zu dem Patienten ohne Vorauswahl Zugang haben, letztere vorwiegend für den Unterricht.

4. Die Finanzierung der Krankenversorgung als »Mittel« für Forschung und Lehre richtet sich nach den Bedürfnissen und den Leistungen in Forschung und Lehre.

5. In der Weiterbildung sollte es Rotationsprogramme geben, die sicherstellen, daß der Nachwuchs in kürzestmöglicher Zeit die Grenzen und Möglichkeiten des Fachs kennenlernt, ohne daß die spezialisierten Fach- oder Unterfachabteilungen dafür Grenzen darstellen. Forderungen der Krankenversorgung, die heute Hemmnisse dafür darstellen, gibt es nicht mehr; allerdings wird die Bedeutung der Universitätskliniken als allgemeine Weiterbildungseinrichtungen über die akademische Nachwuchspflege hinaus abnehmen.

6. Doppelberufungen und Doppelmitgliedschaften in Universitätskliniken und experimentellen Institutionen sollten möglich, vielleicht sogar die Regel sein.

7. Die Lehre sollte *uno actu* mit der Aufnahme, Diagnose und Behandlung der stationären und ambulanten Patienten erfolgen. Warum sollten Patienten »erst nach Abschluß der Diagnostik für den Unterricht geeignet« sein? Wenn die Lehre *uno actu* erfolgt, ist auch eine kürzere Verweilzeit in der Einrichtung kein Argument gegen sehr viel kleinere Kliniken.

8. Die Studenten würden beispielsweise an den Vormittagen in einem festgelegten individuellen Turnus die Ambulanzen, Aufnahmen und Stationen der verschiedenen Kliniken durchlaufen und dabei durch Beobachtung und Teilnahme die Praxis dessen erlernen, was sie nachmittags in Vorlesungen und Kursen theoretisch verstehen lernen. Die logistisch-administrativen Probleme sind zweifellos groß, aber wenn sie in unseren Nachbarländern lösbar waren, sollten sie es auch bei uns sein.

9. Wahrscheinlich wäre, um die Schwierigkeiten zu lösen, ein Studien- oder Studenten-Dekan hilfreich, der über große Vollmachten verfügen müßte. Diese würde er auch nutzen können zur Sicherung und Auffrischung der Qualität von Aus- und Weiterbildung.

10. Wir sollten versuchen, der Dissertation in der Medizin den Rang zurückzugeben, der Dissertationen in anderen Fächern zukommt. Dann wäre

sie wieder geeignet als Instrument zur Auswahl des wissenschaftlichen Nachwuchses.

11. Woher kommen die Patienten? Ich könnte mir regelmäßige Konferenzen der forschenden Kliniker mit den niedergelassenen und Krankenhausärzten des Umlandes vorstellen, in welchen die Kliniker ihre Forschungsprojekte vorstellen und mit den Kollegen besprechen, welche Patienten sie sich dafür wünschen, und daß diese Kollegen, richtig motiviert, mithelfen, diese zu finden.

12. Entsprechend dem klaren Auftrag der Universitätskliniken, »Mittel« für Forschung und Lehre zu sein, wissen auch Patienten, die in die Klinik kommen, daß sie »Objekte« von Forschung oder Lehre sein werden. Sie wissen aber auch, daß ihre Autonomie in den Kliniken respektiert wird, indem sowohl das »informationelle Selbstbestimmungsrecht« als auch die Aufklärung als Voraussetzung für ihre Zustimmung nicht eng, sondern weit ausgelegt werden und sie dazu Vertrauen haben können. Das Interesse oder die Motivation für Patienten, sich gegebenenfalls in eine Universitätsklinik einweisen zu lassen, bestünde darin, daß diese Kliniken zum Ausgleich dafür, daß sie Patienten nicht nur behandeln, sondern zum Objekt eigener Interessen machen, besonders luxuriös ausgestattet sind, daß sie die Patienten verwöhnen, die bei Pflege und Behandlung ein sonst nicht gekanntes Maß von Zuwendung erfahren.

Keines der Elemente des vorgelegten Konzepts ist wirklich neu. Und doch habe ich Verständnis dafür, daß es auf Kollegen, die in Kliniken tätig sind – und gemessen an den heute bestehenden Verhältnissen – provokativ wirken kann. Aber warum?

Natürlich kann man nicht in einem Schritt vom heutigen Zustand eines Großkrankenhauses der Maximalversorgung zu einer Universitätsklinik als »Mittel für Forschung und Lehre« gelangen, aber wenn man den Begriff als Aufgabenbeschreibung akzeptiert, wird man viele einzelne Entscheidungen künftig anders treffen, und die Universitätskliniken können langsam ihre Arbeitsweise und Struktur, ihre Prioritäten und schließlich ihr Aussehen verändern. Vielleicht kommt dann künftig auch ein Bericht zur Lage der klinischen Forschung zu einem anderen, besseren Ergebnis.

Der Zielkonflikt und seine Lösung

von Johannes Dichgans

Mein Aufsatz versteht sich als Plädoyer für die Anerkennung der Forschung als die neben der Lehre vornehmste und wichtigste Aufgabe der Universitätskliniken, auch als Plädoyer für entsprechende Förderungsinitiativen seitens des Landes.

Nach den *Vorstellungen* des Gesetzgebers (§ 3 d. UG, Abs. 1) ist die Universität eine Anstalt der Lehre und Forschung zur Pflege und Entwicklung der Wissenschaften. Sie fördert daneben den wissenschaftlichen Nachwuchs. Zu den Aufgaben der Universitätsklinika gehören darüber hinaus nach Abs. 8 *auch*, aber nur auch, die Krankenversorgung mit Aus-, Fort- und Weiterbildung des Personals. Der Umfang der ex officio zuzumessenden Krankenversorgung ist für den ambulanten Bereich ursprünglich gemäß den Bedürfnissen von Forschung und Lehre definiert. Für den stationären Bereich fehlt eine entsprechende, klar formulierte Vorgabe.

In *Wirklichkeit* werden die Universitätskliniken längst durch die Erfordernisse der Maximal(st)versorgung erdrückt. Diese und der sich aus dem auch durch juristische Urteilsbildung stimulierten gesellschaftlichen Erwartungshorizont ergebende Perfektionismus binden in einigen Kliniken alle Ressourcen, jedenfalls nahezu immer mehr als den 80 %-Anteil der Versicherungsträger am Personal- und Sachkostenbudget der Klinika. Hinzu kommen die Lehre einer Überzahl von Medizinstudenten und die Ausbildung einer großen Zahl junger Ärzte bei zu geringem Anteil erfahrener Kliniker und vor allem selbständig arbeitender Wissenschaftler mit Entwicklungsperspektive. Die für produktive, international konkurrenzfähige Forschung unbedingt notwendige *Infrastruktur* personeller und vor allem baulicher Art steht nicht zur Verfügung. Investitionsmittel können offenbar großzügiger gewährt werden.

Der von mir geführte Sonderforschungsbereich beispielsweise, wird bezüglich der von den Gutachtern verlangten Verbesserung der personellen Grundausstattung nach Kürzungen von Jahr zu Jahr über das Forschungsschwerpunkt-Programm geschleppt, jeweils mit Einjahresverträgen und der Drohung, die Finanzierung zum Ende des Jahres zu beenden. So kann man qualifizierte Informatiker, Ingenieure und Naturwissenschaftler weder gewinnen noch halten, geschweige denn Werkstätten aufbauen, an denen es

weitestgehend fehlt. Unsere ministeriellen und universitären Verhandlungs-
partner waren diesbezüglich über Jahre *keiner* Argumentation wirklich zugänglich. Der Sonderforschungsbereich hat nur in sehr kleinem Umfang und
ausschließlich im vorbestehenden Raumbestand Laborflächen gewinnen
können. Tierställe und Tierversuchsanlagen, die den Auflagen der vom Re-
gierungspräsidium kontrollierten Tierschutzgesetzgebung standhalten, sind
nicht oder nicht ausreichend vorhanden und können offenbar unter den Bedingungen der jetzigen politischen Landschaft nicht durchgesetzt werden.

I. Notwendige Strukturveränderungen

1. Die Fakultäten müssen ihre *Forschung auf bestimmte Schwerpunkte
konzentrieren*. Dies erfordert eine konsequente Berufungspolitik und thematische Selbstbeschränkung. Die Schwerpunktbildung erfordert die Berufung
von Persönlichkeiten, deren Forschungsgebiete sich trotz Tätigkeit in unterschiedlichen medizinischen Fachdisziplinen thematisch fruchtbar ergänzen.
Generell muß bei den Berufungen mehr als bisher das wissenschaftliche Ansehen und die wissenschaftliche Produktivität berücksichtigt werden. Die
Einholung von Gutachten (häufig aus dem Ausland) scheint sinnvoll.

2. Medizinische Wissenschaft kann nicht mehr ausschließlich am Feier-
abend betrieben werden. Sie ist *nur dann* effizient und sinnvoll, wenn seitens
der Klinik entschlossen Strukturänderungen auch unter Opfern angestrebt
und mit institutioneller Hilfe von außen vollzogen werden. Diese Strukturänderungen können durch *Bildung wissenschaftlicher Sektionen* (Forschergruppen) mit dort hauptamtlich tätigen Forschern (geleitet durch einen C3-
Professor) die wissenschaftliche Fachkompetenz und Kontinuität sichern. Sie
sind ein Kernbereich anspruchsvoller, methodisch konkurrenzfähiger Forschung und Forschungsdiskussion, der Klinikern aus dem Haus Hilfe, Maßstab und Qualitätskontrolle gewährt. Das geht jedoch nur, wenn von seiten
des Landes die Verwendung der Zuschußmittel für *Informatiker, Naturwissenschaftler und Ingenieure* (und entsprechende Investitionen) legitimiert
werden, so daß derartige Stellen im Sinne der Vorwegabschichtung nicht der
Prüfung durch die Versicherungsträger obliegen oder gar zum Opfer fallen
können. Die formelle Bindung oder schwerpunktmäßige Begünstigung der
Mittelzuweisung an die Schaffung derartiger Strukturveränderungen würde
im Sinne der Umverteilung in Randbereichen zwar zu Mitteleinsparungen
führen, dennoch müßte für die Verbesserung der Ausstattung von wissen-

schaftlichen Sektionen der Gesamtzuschuß vermutlich erheblich erhöht werden, zumal die Lehre gesonderte Vorwegabschichtungen verlangt. Die *Ausgrenzung der Mittel für Forschung und Lehre aus dem an den Pflegesatz gebundenen Haushalt* des Klinikums ist die Voraussetzung für eine leistungsbezogene Verteilung.

Einer geeignet geführten Klinik sollten durchaus mehrere Forschungssektionen nach strengen Berufungsgrundsätzen und nach Begründung der Einbindung des Forschungszieles in ein Schwerpunktthema der Fakultät oder einer Untergruppe derselben ermöglicht werden. Derartige Sektionen können einen methodischen Schwerpunkt haben, der sie theoretisch auch einem naturwissenschaftlichen Institut zuordnen ließe. Es erscheint dennoch wegen der besonderen Aufgaben und Verhältnisse einer Klinik häufig sinnvoller, interfakultäre Integration vor Ort, d. h. *in der Klinik* zu vollziehen. Zur Zeit scheitern derartige Bemühungen in der Regel am Mangel an entsprechenden Laboreinheiten.

Die *Klinikbauten* basieren bis heute zumindest in Tübingen weitgehend auf Raumkonzepten, die die naturwissenschaftlich fundierte Forschung aussperren. So wurde noch für den Neubau auf dem Tübinger Schnarrenberg der ursprünglich geplante Laborraum aus Finanznöten weitgehend gestrichen. (Und es ist zu hören, daß die geplante Tübinger Kinderklinik ein ähnliches Schicksal haben könnte.) Die damals auch aus hygienischen Erwägungen vollzogene Verbannung der Forschung an Labortieren aus dem Klinikgebäude war so lange ein schwerwiegender Fehler, als nicht simultan ein Forschungsgebäude mit Tierstallungen und Werkstätten unmittelbar angebunden ist. Unter derartigen Bedingungen kann die Universität beim besten Willen ihrem Bestimmungsauftrag bezüglich Forschung und Ausbildung von Forschern nur äußerst begrenzt, d. h. gemessen am internationalen Standard im ganzen bloß provinziell gerecht werden. Natürlich gibt es dabei immer auch glänzende Ausnahmen, besonders starke und begabte Persönlichkeiten, die unter punktuell glücklicheren Umständen ihren Tätigkeitsraum gewinnen konnten.

3. *Verfügungsbauten* wären die Lösung, wenn sie in Gehdistanz zu den Kliniken lägen. Nur dann nämlich könnte der klinisch Tätige mit der Sektion tatsächlich kooperieren. Bis zur Durchsetzung und abgeschlossenen Erstellung solcher Verfügungsbauten in landesüblichem Standard sollten Leichtbauten unmittelbar neben den Kliniken aufgestellt werden, um die Initiative der Neuberufenen nicht ebenso zu lähmen wie die einiger Kollegen aus der Vorgängergeneration, die in wissenschaftlicher Hinsicht der Resignation ver-

fallen sind und sich an die Chefrollen bei Versorgungskliniken mit Maximal-
aufgaben gewöhnt haben. Zur Zeit sind die Behördenwege so lang und die
Entscheidungsinstanzen so unbeweglich, daß Forschung, die neuen Raum-
bedarf beansprucht, nicht geplant werden kann, sondern allenfalls nach Be-
schaffung des Raumes, wenn dann noch genügend Impetus vorhanden ist,
mit entsprechend langer Anlaufphase in Gang kommt.

4. *Institute im Klinikum:* Die Trennung der medizinischen Fakultäten in
theoretische und klinische Einheiten ist aufzugeben. Dies wurde auch vom
Wissenschaftsrat betont. Die in Tübingen angestrebte Vereinigung beider Fakultäten der Medizin wird zur Zeit durch den politisch motivierten Einspruch des Mittelbaus blockiert. Die von der »Kommission 2000« empfohle-
ne Einrichtung von Professuren für Pathophysiologie und Pathobiochemie,
für klinische Mikrobiologie und klinische Immunologie sowie gar für Experimentelle Innere Medizin stehen für die Überzeugung, daß moderne Medizinforschung nicht ohne die derartig institutionalisierte Spezialkompetenz
und Methodenvielfalt, d. h. auch die katalytisch kritische Masse, möglich ist.
Im Einzelfall werden die Auswahl aus dem genannten Katalog und mögliche
Zusatzprofessuren sehr stark von den Forschungsschwerpunkten der ört-
lichen Fakultät abhängen müssen.

5. *Sonderforschungsbereiche* haben als Starthilfe bei der Formierung von
Forschungsschwerpunkten eine besondere Bedeutung und können fruchtba-
ren Einfluß auf die Berufungspolitik nehmen. Zur Zeit scheitert die Übernahme der aufgebauten personellen Kompetenz und Kapazität in der Regel
nach der Beendigung der Sonderforschungsbereiche.

6. *Qualitätsprüfung:* Die Wissenschaftsförderung muß sich immer neu an
Qualitätsüberprüfungen orientieren. Drittmittel aus anspruchsvoller Quelle
(man könnte sich diesbezüglich Klassifizierungen vorstellen) können nur bei
ausreichendem Qualitätsausweis nach eingehender Begutachtung angewor-
ben werden. Insofern ist auf die wohl effizienteste Weise Qualitätssicherung
möglich. Bei positivem Ergebnis sollte die Grundausstattung, beispielsweise
für Fünfjahresfristen, adäquat verbessert werden. Die Verlängerung dieser
zusätzlichen Grundausstattungsbewilligung müßte an den erneuten Quali-
tätsnachweis gebunden werden. Es wären zur Stützung der Leistungsmotiva-
tion also zwar die Sektionsleiter und Lehrstuhlinhaber in permanenter Stellung, ihre personelle und räumliche Ausstattung aber wäre leistungsbezogen
alle fünf Jahre neu zu bemessen. Beurteilungsinstanz könnte ein Forschungs-
rat der Fakultät oder besser: eine interfakultäre Kommission zur Förderung
der biomedizinischen Forschung sein. Im Einzelfall wäre auch an speziell ge-

bildete Kuratorien unter Zuziehung auswärtiger, womöglich auch ausländischer Forscher zu denken. Die Bewilligung müßte durch den Klinikumsvorstand im Benehmen mit dem Wissenschaftsministerium erfolgen. Es ist eine Überschätzung der Natur des Menschen, zu glauben, daß er ohne Wettbewerb und Bewährungszwang gäbe, was er geben kann — dies gilt zumindest in vielen Fällen. Die durch derartige ministerielle Vorgaben geleitete Selbstverwaltung des Forschungsaversums durch die Kliniker in Kopplung mit dem Wettbewerb um qualifizierten wissenschaftlichen Nachwuchs könnte zur Qualitätsentfaltung wesentlich beitragen. Wirklich innovative Forschung darf nicht ausschließlich von Drittmitteln abhängen. Das ganz Neue findet häufig keine zustimmenden Begutachter. Hier ist die auskömmliche Grundausstattung aus Staatsmitteln mit zeitlich begrenzter Vorlauffinanzierung gefordert.

7. *Freiräume* für die Forschung müßten für die eine Habilitation anstrebenden Kliniker ebenfalls aufgrund von Leistungskriterien geschaffen werden. Dies kann einerseits durch Einschränkung der Aufgaben in der Maximalversorgung oder (wie in Tübingen) gar der Regionalversorgung, andererseits durch Stellenvermehrung erreicht werden. Aus strukturellen Gründen ist durch wesentlich weitere Vermehrung der Stellen für klinisch tätige Ärzte auch im Sinne der »Feierabendforschung« keine Verbesserung zu erzielen. Im einzigen Arztzimmer unserer Stationen im neuen Klinikum (22 Betten) sitzen durchschnittlich zwei Assistenten, ein Arzt im Praktikum, ein Student im praktischen Jahr und häufig ein Famulus. Nur sehr wenige Assistenten können anderswo im Hause einen ungestörten Sitzplatz finden. Vielmehr sollten Stellen für die temporäre Freistellung geschaffen werden, während der die jungen Wissenschaftler in den Sektionen tätig werden. Wir haben mit einigem Erfolg Paarbildungen vorgenommen, bei denen jeweils zwei über die gleiche Thematik arbeitende Ärzte im Halbjahresturnus zwischen Labor und Klinik wechseln, was ihre Ausbildungszeit natürlich verlängert und was damit bei der neuen Personalstruktur Probleme bei der Vertragsverlängerung bewirken kann. Der eine der beiden Mitarbeiter kann gegenwärtig nur aus Drittmitteln bezahlt werden, da eine ausreichende Zahl von Stellen nicht vorhanden ist und teilweise Arztstellen für Informatiker und Elektroniker verwendet werden müssen. Das Modell der Paarbildung sichert indes die Kontinuität im Labor und in der Klinik.

8. Die *Stellung der C3-Professoren* als Leiter von Forschungssektionen sollte der von Extraordinarien ohne Weisungsbindung im wissenschaftlichen Bereich entsprechen. Die forschenden Sektionsleiter müßten nicht notwen-

digerweise Mediziner sein, jedoch langjährige thematische Kooperation nachweisen können. Sie könnten eher *ausnahmsweise Teilverantwortung für klinische Versorgungsaufgaben* übernehmen; sie sollten zumindest *dann* am Pool beteiligt werden. Klinische Teilleistungen dürften nur den weitaus geringeren Anteil der Arbeitsleistung von Sektionsleitern beanspruchen. Bei einer Wegberufung sollten unter Qualitätsgesichtspunkten und mit Rücksicht auf bestehende multiinstitutionelle Schwerpunkte Bleibeverhandlungen mit dem Ziel, ein persönliches Ordinariat zu erhalten, nicht ausgeschlossen werden.

9. *Besoldung:* Es sollte darüber hinaus entgegen bestehender Rechtslage zukünftig ermöglicht werden, daß Ingenieure und Naturwissenschaftler, nicht nur Ärzte, *leistungsbezogen* am Pool beteiligt werden. Die Eingruppierung hochqualifizierten technischen Personals sollte (ähnlich wie bei DFG-Mitteln möglich) nicht ausschließlich an den BAT gebunden (Tätigkeitsmerkmale plus Anzahl der unterstellten Mitarbeiter), sondern an Qualitätsgesichtspunkten orientiert werden. Bei der bestehenden Arbeitsmarktlage droht die Universität andernfalls zu einem Hort der Lebensschwachen und Sicherungsbedürftigen zu verkommen, während die Industrie, mit frei verhandelbaren leistungsbezogenen Gehältern lockend, die besten Kräfte an sich zieht. (Ich empfehle, sich diesbezüglich mit ehemaligen Universitätsforschern zu unterhalten, die zur Industrie gewechselt haben.) Den in diesen C3-Sektionen arbeitenden Wissenschaftlern aus anderen Fakultäten müßten die beruflichen Entwicklungschancen einschließlich dem Recht der Habilitation in ihren Fächern sichergestellt werden.

II. Promotionen und wissenschaftliche Ausbildung

Die Masse an promovierenden Studenten führt zu deutlicher Verminderung des Qualitätsstandards medizinischer Doktorarbeiten. Was damit zumindest intern als Forschung bezeichnet wird, entspricht häufig einer Kompromittierung des Wissenschaftsethos und schadet dem Selbstverständnis medizinischer Wissenschaftler. Die großmütige Benotung macht das deutlich.

Man sollte darauf drängen, daß der *Dr. med.* entweder abgeschafft oder, wegen der im Volksverständnis weitgehenden Identifikation von Beruf und Titel, wie in Österreich und den USA mit dem Staatsexamen automatisch verliehen wird. Dazu könnte als Alternative (d. h. als ein besserer Ersatztitel) wie in der DDR der *Dr. med. sc.* kommen mit wesentlich höheren Anforde-

rungen und begleitender *Graduiertenförderung.* Diese muß der an wissenschaftlichen Ansprüchen orientierten Aus- und Weiterbildung dienen. Die so
zu erreichende »Entschlackung« des Wissenschaftsbetriebes an den Universitätsklinika als Supplement der Intensivierung von Forschung durch »profes-
sionalisierte« Sektionen würde zusätzliche Kräfte freisetzen. Die Zeit der
Vorbereitung auf den Dr. med. sc. könnte auf die Sollzeit der Ärzte im Praktikum angerechnet und zumindest die darüber hinausgehende Dauer durch
ein Hilfsassistentengehalt (aus dem Landeszuschuß) finanziert werden. Zur
Zeit stehen den medizinischen Fakultäten *Mittel für wissenschaftliche Hilfskräfte* aber nicht zur Verfügung. Nur wenn die wissenschaftliche Ausbildung
der später forschenden Ärzte durch eine anspruchsvolle Promotion mit begleitender Graduiertenförderung und / oder durch Forschungsaufenthalte in
auswärtigen Labors über Postdoktorandenstipendien gefördert und von den
Klinikdirektoren auch gefordert wird, kann der Standard der Forschung auf
breiter Front gehoben und einer Vergeudung von Begabungen und Ressourcen durch Forschung, die vom Ergebnis her betrachtet diesen Namen nicht
verdient, vorgebeugt werden. (Unter gegebenen Bedingungen machen wir
zur Zeit die Gewährung einer wissenschaftlichen Assistentenstelle fast ausnahmslos von einer mindestens zweijährigen grundlagenwissenschaftlichen
Vorausbildung abhängig.)

Die Lehre: Es ist zu erwägen, die Ausbildung der Studenten nach dem er-
sten Staatsexamen weitestgehend aus den Universitätsklinika heraus in die
Lehrkrankenhäuser zu verlagern und wesentlich praxisnaher zu gestalten.
Dafür sollte die Intensität und Qualität der Lehre im Grundstudium an den
Universitäten verbessert und vor allem die Graduiertenerziehung aufgebaut
werden. Wesentlich mehr klinische Anschauung durch Einbeziehung von
Klinikern in die Lehre der Anatomie, Physiologie und Biochemie würde das
Grundstudium sicher verbessern. Es könnte mit Studien der Bakteriologie,
Virologie, Pharmakologie und Pathologie abgeschlossen werden. »Prägung
durch Beispiel« wäre das Ziel in den Lehrkrankenhäusern und in einer intensiver und extensiver auf Forschung ausgerichteten Universitätsklinik. Man
kann nicht alles lehren. Das beispielgebende Arztsein verlangt eine Konzentration in Ausschließlichkeit, die viele der so vielfältig beanspruchten Medi-
zinlehrer unserer Universität nicht leisten können, die aber durchaus von
den Ärzten an den Krankenhäusern exemplifiziert werden könnte. Es sollte
keinesfalls ein Zweiklassensystem der Medizinausbildung im Sinne der wer-
tenden Differenzierung ärztlicher Kompetenz geschaffen werden. Vielmehr
sollten die rein klinisch interessierten Ärzte nach Selbstbestimmung *bessere*

Ärzte, die wissenschaftlich arbeitenden Mediziner aber *bessere Forscher* werden. Die Auswahl der späteren Promotionsaspiranten wäre auf Examenszeugnisse, Praktikumsergebnisse (einschließlich des Praktischen Jahres) und persönliche Prüfung zu gründen.

Die *Entlastung der Universitätsklinika* von Aufgaben der Maximal- und Regionalversorgung ist der schwierigste Punkt. In Tübingen, das kein städtisches Krankenhaus hat, könnte die Schaffung einer rein konservativ arbeitenden Institution für die Regelversorgung und Nachsorge bereits wesentliche Entlastung schaffen. Wenn es jedoch nicht gelingt, das Klinikum von dem Zustrom an Maximalversorgungsfällen (vor allem an Wochenenden) abzuschirmen, würden dadurch nur die mittleren Liegezeiten von jetzt durchschnittlich zehn Tagen weiter verkürzt und die Leistungsanforderungen intensiviert. Wir müssen Strukturen erarbeiten, durch die die optimale, d. h. die spezialisierte Krankenversorgung durch einen breiteren Mittelbau gesichert ist, an den klinische Teilverantwortungen delegiert werden können. Dies geht auf Kosten der Ausbildungskapazität für junge Fachärzte.

Im Ärzteblatt war kürzlich zu lesen: »Es macht keinen Sinn, daß diejenigen, die andere gesund machen sollen, bei der Durchführung dieser Aufgabe immer kranker werden und ihre Frauen zu Witwen und ihre Kinder zu Waisen machen.« Ich meine, daß unter den jetzt gegebenen Verhältnissen wir, die Ordinarien, uns tatsächlich überfordern. Forschung, Lehre, Krankenversorgung und Betriebsführung sind einschließlich des ständigen Kampfes um Raum und Drittmittel in hoher Qualität simultan nicht zu leisten, zumal wenn man an allen Fronten kämpfen muß.

Zielkonflikte bei Universitätsklinika und ihre Lösung

von Georg Sandberger

I. Einleitung

Kein anderes Fach im Bereich der Universität ist so häufig Gegenstand öffentlicher Diskussionen und gesetzlicher Eingriffe, Untersuchungsobjekt wissenschaftspolitischer Beratungsorgane und Forschungsförderungsorganisationen, Thema von parlamentarischen Anfragen und politischer Erörterung, wie die Hochschulmedizin. Allein der Wissenschaftsrat hat innerhalb von 13 Jahren drei grundsätzliche Empfehlungen zu den Aufgaben der Hochschulkliniken in Forschung, Lehre und Krankenversorgung vorgelegt. Die finanzielle Dimension der Universitätskliniken bewegt Wissenschafts- und Finanzpolitiker in gleicher Weise. Mehr als in anderen Krankenhäusern treten Verteilungskonflikte, nicht rechtzeitig erfaßte Diskrepanzen zwischen den Leistungserwartungen an das Gesundheitssystem und seiner Leistungsfähigkeit offen zu Tage. Diese Diskussion wird unter anderem von den folgenden Fragen bestimmt:

– Die Frage, in welchem Maße die Intensivierung der Krankenversorgung und die Spezialisierung innerhalb der einzelnen Universitätskliniken die Erfüllung der Aufgaben der Universitäten in Forschung, Lehre, aber auch in der Weiterbildung zunehmend gefährdet.
– Die Frage, ob und in welchem Umfang unter Abwägung der spezifischen Aufgaben der Universität einerseits, der medizinisch notwendigen Versorgung der Bevölkerung andererseits die Universitätsklinika als Einrichtungen der Maximalversorgung ausgebaut oder aber entlastet werden sollen.
– Die Frage der finanziellen Konsequenzen und der Kostenlast, die sich aus der Veränderung der vom medizinischen Fortschritt bestimmten Leistungsstruktur, der Erhöhung des Anteils schwer- und schwerstkranker Patienten ergeben.
– Die Frage nach Wirtschaftlichkeit und Sparsamkeit der Universitätsklinika.

Es verwundert nicht, daß angesichts der in diesen Fragen angelegten Zielkonflikte, angesichts der komplexen Zusammenhänge zwischen Gesundheitspolitik, Gesundheitssystem, Wissenschaftspolitik und Eigengesetzlich-

keiten des Wissenschaftssystems, der Diskrepanz zwischen Finanzierungs-
notwendigkeiten und Finanzierungsmöglichkeiten, der Vielzahl von Beteiligten: Bund, Länder, Gemeinden, Wissenschafts-, Sozial- und Finanzministe-
rium, Kassenverbände, Ärzteverbände und Gewerkschaften, die Konsensfin-
dung über Ziele und Wege utopisch erscheint. Auch mein Beitrag kann nur
darum bemüht sein, Entwicklungslinien aufzuzeigen.

II. Strukturdaten der Hochschulmedizin

Bevor ich auf einzelne Fragen eingehe, scheint es mir richtig, an einige Struk-
turdaten der Hochschulmedizin im Gesundheits- und Hochschulsystem zu
erinnern:

1. Funktionen der Hochschulkliniken im öffentlichen Gesundheitswesen

Bereits in den Medizinempfehlungen von 1968[1] hat der Wissenschaftsrat den
Grundsatz formuliert, daß die Hochschulkliniken »in erster Linie dem Bedarf von Forschung und Lehre zu dienen und den Anforderungen für die
Ausbildung von Fachärzten zu genügen haben, daß dagegen die allgemeine
ärztliche Versorgung der Bevölkerung nicht zu ihren Aufgaben gehört«. Er
empfiehlt deshalb u. a. eine auf lange Sicht gerichtete Planung zur Verteilung
der Betten in den einzelnen Regionen auf Hochschulkliniken und *andere*
Krankenhäuser auch in Spezialfächern wie Neurochirurgie: »Die bisherige
Beschränkung der Spezialkliniken auf die Hochschulen ist nicht mehr trag-
bar, weil hierdurch sowohl die ausreichende Versorgung der Bevölkerung als
auch die Wahrnehmung der wissenschaftlichen Aufgaben der Hochschule gefährdet wird.«

An diesen Feststellungen hat sich nicht viel geändert, trotz der Empfehlung, die »notwendige Umstrukturierung der Krankenversorgung bald ein-
zuleiten«.

Zwar hat sich, wie der Wissenschaftsrat in seinen Empfehlungen zur klinischen Forschung in den Hochschulen (1986) konstatiert, der *quantitative*
Anteil der Hochschulkliniken am Gesundheitssystem nicht geändert: 1967
machten die rund 42 000 Betten der Universitätskliniken rund 9,8 % der Bet-

---

[1] Empfehlungen des *Wissenschaftsrates* 1968, S. 70–71.

ten in Akutkrankenhäusern aus, 1983 betrug der Anteil mit 40 800 Betten noch 8,8 %. Bis heute ist der prozentuale Bettenanteil infolge des raschen Bettenabbaus der Allgemeinen Krankenhäuser (408 429) mit 40 875 Betten auf 10 % angestiegen. Jedoch stellen die Hochschulkliniken mit ihrer fachlichen Differenzierung mit 480 Fachabteilungen vor allem in den Spezialdisziplinen einen überproportionalen Anteil (z. B. Kieferchirurgie 22 %, Neurochirurgie 34,2 %, Haut 25,8 %, Neurologie 15,4 %); insbesondere stellen die Hochschulkliniken einen gegenüber ihrem Anteil an der Bettenzahl *weit erhöhten Anteil* an der sogenannten *Maximalversorgung*. In den einzelnen Bundesländern schwankt der Anteil der Hochschulkliniken an der Maximalversorgung zwischen 30 und 66 %.

Auch wenn es bis heute keine verläßlichen Diagnosestatistiken gibt, die eine differenzierte Aussage über Struktur, Art und Umfang der diagnostischen und therapeutischen Leistungen zulassen, läßt sich deren Ausmaß am *Aufwand* der Universitätskliniken ablesen. Der Gesamtaufwand der Universitätskliniken liegt mit zehn Milliarden DM bei etwa 20—25 % der Gesamtaufwendungen für die stationäre Versorgung. Die Universitätskliniken bedürfen für das Angebot an diagnostischen und therapeutischen Leistungen eines erhöhten Personal- und Sachmittelaufwandes, der sich in der Höhe der Pflegesätze niederschlägt und seinem Umfang nach die Pflegesätze großer Krankenhäuser übersteigen muß. Dies ist die Wurzel von Konflikten mit den Kostenträgern, die nur die üblichen Kosten eines vergleichbaren Krankenhauses zu tragen bereit sind. Dabei wird häufig übersehen, daß — bedingt durch die ungleich kürzere Verweildauer und den höheren Patientendurchsatz — die Fallkosten vielfach unter denen der Häuser der Zentralversorgung liegen. Der diagnostische und therapeutische Mehraufwand wird im bisherigen System der vollpauschalierten, tagesgleichen Pflegesätze nicht ausreichend honoriert; mit der Zunahme der stationären Fallzahlen um fast 100 % und der Verkürzung der Verweildauer erhöht sich tendenziell das Ausmaß der finanziellen Unterdeckung.

2. Anteil der Universitätskliniken an der Hochschulfinanzierung

Der quantitative Umfang der Krankenversorgung an den Universitätskliniken spiegelt sich auch in dem Anteil an den laufenden Aufwendungen und Investitionen für die Hochschulen wider. Dabei stößt jede Analyse auf die Abgrenzungsschwierigkeiten, die sich aus der untrennbaren Verknüpfung der Ressourcen für Forschung, Lehre und Krankenversorgung im bisherigen

Finanzierungssystem ergeben, die die Hochschulmedizin kennzeichnet. Eine gesicherte Kenntnis der Ausgaben für Krankenversorgung, Forschung und Lehre ist trotz der seit 1981 obligatorischen, bis heute aber nur teilweise realisierten Kostenrechnung nicht möglich. Ebenso stößt jeder Vergleich zwischen Universitäten auf die Schwierigkeit unterschiedlicher Zuordnung von Einrichtungen der theoretischen Medizin und unterschiedlicher Verfahren der Bestimmung und Ausgrenzung des Aufwandes für Forschung und Lehre.

Anhand von aus der Hochschulfinanzstatistik gewonnenen Daten hat der Wissenschaftsrat erstmals in seinen Empfehlungen zur Lage der Hochschulen 1983 auf den erheblichen Anstieg der Ausgaben für Hochschulkliniken hingewiesen. Betrug der Anteil der Kliniken an den laufenden Hochschulausgaben 1970 noch 36 %, hat sich die Relation bundesweit bis 1981 auf 40 % verschoben. Während der Hochschulanteil real annähernd konstant blieb, erfuhren die Klinikinvestitionen im Rahmen des Ausbaus eine Steigerung von 150 %. Noch eklatanter ist die Verschiebung bei den Ausgaben für den Hochschulbau. Der Anteil der Humanmedizin nahm in diesem Zeitraum von 23 auf 48,5 % zu.

Diese Entwicklung hat bis zum Ende des letzten Jahrzehnts angehalten. 1987 betrugen die laufenden Aufwendungen der Universitäten 11,5 Milliarden, die der Hochschulkliniken 9,5 Milliarden (45,2 %). Seit 1980 sind die laufenden Universitätsausgaben um 34 %, die der Kliniken um 58 %, die Investitionen um 31 % bzw. 53,4 % gestiegen. Lediglich der Anteil des Hochschulbaus zeigt bundesweit mit dem Abschluß von mehreren Großbauvorhaben eine rückläufige Tendenz, in Baden-Württemberg hat er mit 55 % die Höchstmarke erreicht. Da die Großbauvorhaben nur zum Teil abgeschlossen sind und für viele Klinika aus den Gründerjahren noch ein erheblicher Sanierungs- und Ersatzbedarf ansteht, ist absehbar, daß der Medizinanteil an den Bauinvestitionen in den nächsten Jahren kaum sinken wird.

Die wissenschaftspolitisch bemerkenswerte Veränderung des Ausgabenanteils spiegelt sich auch in der Entwicklung des Personalbestandes wider: die Stellen für wissenschaftliches Personal haben sich in den Universitätskliniken seit 1980 um 4000, die des nicht-wissenschaftlichen Personals um 15 000 erhöht, im universitären Bereich ist die Stellenentwicklung rückläufig.

Allerdings ist trotz dieser für sich sprechenden Zahlen vor voreiligen Schlußfolgerungen einer Verlagerung von Stellen und Mitteln auf die Universitätskliniken zu warnen. Universitätskliniken finanzieren sich zu einem erheblichen Teil aus ihren Einnahmen aus stationärer und ambulanter Behandlung. Nach den Feststellungen des Wissenschaftsrates ist der Kostendeckungsgrad der medizinischen Einrichtungen seit 1970 bis 1986 von 54 % auf 70,1 % gestiegen. Von 1980 bis 1985 haben sich die Einnahmen der Kliniken um 68,5 % erhöht, während die Ausgaben bis dahin um 43,5 % gestiegen sind. 1980 betrug der Zuschußbedarf 3,25 Milliarden, 1987 nominal 4,19 Milliarden, 28,9 %; sie liegt damit leicht *unter* der Steigerungsrate für die wissenschaftlichen Hochschulen. Eine Verschiebung der Ressourcen der Universitäten zugunsten der Kliniken ist bei den laufenden Mitteln nicht nachweisbar. Anderes gilt für den *Hochschulbau.* Da nach § 5 KHG die Bauinvestitionen für Hochschulkliniken aus dem HBFG zu finanzieren sind, werden unter dem Etikett der Hochschulbauförderung auch Bauten der Krankenversorgung finanziert. Längerfristig nimmt bei gleichbleibendem Deckungsgrad der Staatszuschuß für die Universitätskliniken exponentiell mit dem Gesamtaufwand der Universitätskliniken zu.

3. Interne Auswirkungen des Finanzierungssystems

Nicht nur das Ausstattungsverhältnis zwischen Universitäten und Universitätskliniken, sondern auch das zwischen den verschiedenen Teilaufgaben des Universitätsklinikums bedarf besonderen Augenmerks. Aufgrund des geltenden Krankenhausfinanzierungsrechts ist die Finanzierung aller über den normalen Krankenhausbetrieb hinausgehenden Kosten, insbesondere des Aufwands für Forschung und Lehre sowie der baulichen und Geräteinvestitionen, Angelegenheit des Trägers. Universitätskliniken sind deshalb mit auf diese Finanzierungsgesetzgebung zurückzuführenden strukturellen Defiziten belastet, die sich noch dadurch erhöhen, daß kurzfristige und mittelfristige Anlagegüter bis 150 000 DM ausschließlich vom Land als Träger zu finanzieren sind.

Obwohl der Zuschuß für die Universitätskliniken theoretisch nur die eigentlichen Universitätsaufgaben in Forschung und Lehre abdecken soll, ist er in der Realität und auch der Bezeichnung nach der Fehlbedarf aus nicht durch Einnahmen gedeckten Ausgaben. Da seit Jahren Pflegesätze zwar auf der Grundlage, aber nicht nach Maßgabe der Selbstkostenrechnung, sondern nach sozialpolitischen Vorgaben und nach Maßgabe der Leistungsfähigkeit der Kassen (einnahmeorientierte Ausgabepolitik) fortgeschrieben werden, enthält der Betriebszuschuß der Universitätskliniken einen quantitativ nicht genau bestimmbaren Anteil aus dem Krankenhausbetrieb. Hinzu kommen Defizite aus unzureichenden poliklinischen Vergütungen. In einzelnen Bundesländern haben diese Defizite den Anteil der angenommenen Kosten für Forschung und Lehre bereits überschritten. Der Wissenschaftsrat[2] veranschlagt die Subventionierung der Krankenversorgung mit etwa 33 %, d. h. ca. eine Milliarde DM jährlich. Diese geht unmittelbar zu Lasten von Forschung und Lehre. Unter dem Etikett universitärer Aufgaben wird die Krankenversorgung subventioniert.

III. Zielkonflikte und bisherige Lösungsansätze

Die Darstellung der quantitativen Struktur- und Finanzdaten der Universitätskliniken beleuchtet schlaglichtartig Zielkonflikte, die sich daraus ergeben, daß innerhalb ein und derselben Institution »Universitätsklinikum« die verschiedenen Funktionen der Hochschulmedizin, also Forschung, Lehre und Krankenversorgung integriert wahrgenommen werden. Sie sind aber nicht neu; bereits 1976 hat der Wissenschaftsrat dazu festgestellt: »Derzeit erfüllen Hochschulkliniken als Stätten der Krankenversorgung in der Regel Aufgaben der Maximalversorgung. Sie sind damit auf die Behandlung von Krankheiten ausgerichtet, die einen besonderen personellen und apparativen Aufwand erfordern, der die Möglichkeiten eines Krankenhauses der Regelversorgung übersteigt. In vielen Fällen befassen sie sich mit der Diagnose und Therapie von vergleichsweise seltenen Krankheiten, für die spezielle Kenntnisse und Erfahrungen erforderlich sind, wie sie dem Personal von Krankenhäusern der Regelversorgung nicht zur Verfügung stehen«.[3]

Die spezialisierte Ausrichtung der Universitätsklinika führt zu folgenden Schwierigkeiten:

— Die Ausbildung der Studenten erfordert ein breit gestreutes, die durchschnittliche Morbiditätsstruktur widerspiegelndes Krankheitsspektrum.
— Dieses ist, bedingt durch die hohen Pflegesätze in Universitätskliniken, nicht immer sichergestellt.
— Ähnliches gilt — wenn auch aus anderem Grund — in zunehmendem Maße für die Polikliniken. Diese werden — angereizt durch unzulängliche Ambulanzvergütungen — immer mehr mit aufwendigen diagnostischen

---

[2] Empfehlungen zu den Perspektiven der Hochschulen in den 90er Jahren, 1988, S. 246 ff.
[3] Ebda, S. 125 ff.

und therapeutischen Überweisungen überfüllt. Der freie Zugang wird durch die Kassenärztlichen Vereinigungen (KV) zunehmend versperrt.

– Die Inanspruchnahme zwingt die Universitätskliniken, die Verweildauer der Patienten zu senken; die Möglichkeit, geeignete Patienten für die Lehre zu gewinnen, wird beeinträchtigt.

– Die für die klinische Forschung notwendige einseitige Patientenauswahl verträgt sich nicht mit dem für Lehrzwecke notwendigen Krankheitsspektrum.

– Auch forschungsmäßig gesicherte neue Diagnose- und Behandlungsverfahren können nicht beliebig von allen anderen Krankenhäusern übernommen werden, weil die personellen und apparativen Ressourcen fehlen. Dies verursacht einen Aufwand in der Krankenversorgung, der weder durch die Bedürfnisse der Forschung noch der Lehre begründet werden kann.

– Versuche, die dem Fortschritt der Medizin und der Veränderung der Altersstruktur zuzuschreibende Kostenflut einzudämmen, gehen in der Regel zu Lasten der universitären Aufgaben.

– Krankenversorgungsaspekte stehen bei der Bedarfsermittlung im Vordergrund. Forschung und Lehre erscheinen als prozentualer Ansatz in Personalrichtwerten, als prozentual am Gesamtaufwand orientierte Abzugsposten in Selbstkostenblättern, die die Höhe des Staatszuschusses bestimmen.

– Die Notwendigkeit und Bedeutung der klinischen Forschung ist unter dem Eindruck hoher Studentenzahlen, der Diskussion der Reform des Gesundheitswesens, insbesondere der Bemühungen, dessen Kosten zu dämpfen oder zu transferieren, in den Hintergrund getreten.

Diese Analyse veranlaßte den Wissenschaftsrat zu Überlegungen, die inneren Strukturen des Universitätsklinikums den spezifischen Aufgaben in Forschung und Lehre anzupassen und die Aufgaben der Universitätsklinika mit denen der Krankenhäuser besser abzustimmen. Erwähnenswert sind folgende Empfehlungen:

– Bessere Nutzung der Polikliniken;
– Einbeziehung nicht universitärer Krankenhäuser in den klinischen Unterricht;
– Durch Pflegesätze gesteuerte Aufgliederung der Fachkliniken in hochinstallierten Zentralbereich und Bereich der Regelversorgung (modifiziertes deutsches Modell);

— Beschränkung auf ein 600-Betten-Zentralkrankenhaus mit starker Spezialisierung und der Konzentration von Forschungspersonal, verbunden mit einem Netzwerk von Krankenhäusern anderer Träger mit einem für Ausbildung und Weiterbildung geeigneten Krankheitsspektrum (amerikanisches Modell);
— Lehr- und Forschungszentrum in Verbindung mit einem oder mehreren Großkrankenhäusern anderer Träger für die praktische Ausbildung (englisches Modell).

Fragt man nach den Ursachen, weshalb heute, nach 13 Jahren, die Diagnose des Wissenschaftsrates nahezu die gleiche Aktualität hat, muß es entweder an der Therapie oder (auch) daran gelegen haben, daß die verantwortlichen Entscheidungsträger dem Therapievorschlag nicht gefolgt sind.

Trotz klar definierter Zielkonflikte und weitsichtiger Perspektiven steht die Denkschrift letztlich selbst unter dem Bann einer sich immer mehr in Teilgebiete differenzierenden Medizin, die es inhaltlich auszufüllen gilt und der durch geeignete Organisationsstrukturen Rechnung zu tragen ist. Der Wissenschaftsrat versteht die alternativen Strukturmodelle selbst nur als Denkmodelle, um »das Auffinden und die Lösung der Probleme voranzutreiben«, ohne sie weiterzuverfolgen. Er votiert für die modifizierte Fortführung des deutschen Modells, »weil hierbei die Personalunion von Forscher und Lehrer beibehalten werden könnte, eine gemeinsame Ausbildungsstätte erhalten bliebe, trotzdem aber sowohl die Baukosten, als auch die Höhe der Gesamtpflegesätze deutlich gesenkt werden könnten«.[4] Überlegungen zum weiteren Ausbau der klinischen und der medizinisch theoretischen Einrichtungen der Hochschulen müßten sich im wesentlichen an dem durch Forschung und Lehre ausgelösten Bedarf an Personal, Patienten und Sachmitteln orientieren. Über Investitionsentscheidungen sollte eine sorgfältige Abstimmung der Bettenkapazität mit den Bettenbedarfsplänen der Länder erfolgen. Bei Neubauten und Sanierung sollte für einen entsprechenden Anteil an Forschungseinrichtungen Sorge getragen werden. Trotz der zweifelnden Frage, ob Hochschulkliniken weiterhin nur als Großkrankenhäuser der Maximalversorgung organisiert sein müssen, ebnet der Wissenschaftsrat mit seinen Empfehlungen zur Organisationsstruktur den Weg einer fortschreitenden Verselbständigung der Universitätskliniken aus dem Verbund der übrigen universitären Fächer. Hatten in der Vergangenheit die einzelnen Kliniken in

[4] Ebda, S. 130.

der universitären Aufbauorganisation keine andere Stellung als Universitäts-
institute, stand die medizinische Fakultät als eine der Gründungsfakultäten
gleichberechtigt neben ihren Schwestern, waren die Kliniken in der Erfüllung
ihrer Aufgaben in der Krankenversorgung weitgehend selbständig, erledigte
die Klinikverwaltung die allgemeinen Aufgaben einer Krankenhausbetriebs-
verwaltung, so soll »ein modernes Klinikum nicht mehr ohne eine mit ärzt-
lichem Sachverstand ausgestattete Gesamtleitung betrieben werden«.[5]

Empfohlen wird eine Gliederung des Klinikums in Abteilungen und Zentren (anstelle der bisherigen Kliniken); als Leitungsstruktur der Klinikums-
leitung stellt der Wissenschaftsrat alternativ ein zweistufiges Modell mit
einem Direktorium und einem aus den Direktoren der Zentren, der Leitenden Pflegekraft, dem Technischen Betriebsdirektor und dem Direktorium
bestehenden Beratungsorgan oder ein einstufiges Modell mit vier Ärztlichen
Direktoren, dem Verwaltungsdirektor und der Leitenden Pflegekraft vor.
Die Fakultät soll auf akademische Angelegenheiten beschränkt und – wie
andere Fakultäten – in das Gefüge der akademischen Selbstverwaltung integriert bleiben. Die Verklammerung beider Funktionen soll entweder durch
eine Personalunion zwischen Dekan und Leitendem Ärztlichen Direktor oder
durch eine Vertretung der Fakultät in den Klinikumsorganen sichergestellt
werden. Aus der Integration von Forschung, Lehre und Krankenversorgung
wird das Postulat einer eigenständigen Klinikverwaltung erhoben, die mit
deutlicher Präferenz dem Leitungsorgan des Universitätsklinikums und nicht
der Universitätsleitung unterstellt werden soll. Die Lösung eines Zielkonflik-
tes und die Abstimmung der Krankenversorgung mit gesamtuniversitären
Belangen gelingt nicht, da das Klinikum auch in haushaltswirtschaftlicher
Hinsicht verselbständigt ist. Die Organe der Universität können Belange von
Forschung und Lehre beim Haushaltsaufstellungsverfahren artikulieren,
während bei der *Vergabe* von Mitteln eine Zuständigkeit daran gebunden
wird, daß überhaupt getrennte Ressourcen für Forschung und Lehre ausgewiesen sind.

Die Akzentsetzung wird nicht nur im Umfang der Empfehlungen: eine
halbe Seite Forschung und Lehre, 20 Seiten Aufbauorganisation der Krankenversorgung, sondern in deren Inhalt deutlich. Das Modell der Universitätsklinika als selbständige Großbetriebe wird nicht nur in der Konzeption
mancher Neubauten sinnfällig, es hat das Organisationsrecht entscheidend
beeinflußt. Fast alle Bundesländer haben inzwischen die Universitätsklini-

---

[5] Ebda, S. 99.

ken zu unselbständigen Anstalten der Universität deklariert. Überwiegend haben sie sich dabei für eine einstufige Klinikleitung entschieden. Die Klinikverwaltung ist nur noch in zwei Bundesländern organisationsrechtlich über die Weisungskompetenz des Präsidenten respektive Rektorats in die Universitätsverwaltung eingebunden, im übrigen aber dem Leitungsorgan des Klinikums unterstellt. Soweit der Dekan nicht in Personalunion das Amt des Vorstandsvorsitzenden bekleidet, hat die Fakultät einen spürbaren Zuständigkeitsverlust erfahren, da eigene Personalstellen und Sachmittel für Forschung und Lehre meist nicht ausgewiesen sind. Besondere Probleme entstehen für die Theoretische Medizin, deren Institute teils in die Klinikorganisation, teils (so die Vorklinik) in die Universitätsorganisation eingebunden und mit unterschiedlichen Haushaltssystemen konfrontiert sind.

Über die Bewertung dieser Entwicklung gibt es, je nach dem Standort, naturgemäß unterschiedliche Positionen. Mißt man diese Entwicklung nüchtern an den Zielsetzungen der Reformvorschläge, kann die Bilanz nicht positiv ausfallen: Die Vorschläge der 76er Empfehlungen haben das Gewicht der universitären Aufgaben innerhalb der Hochschulmedizin geschwächt, den Staatseinfluß über eine intensiv ausgeübte Fachaufsicht verstärkt. Der vom Wissenschaftsrat als Organisationsziel betonte Vorrang von Forschung und Lehre findet sich im Organisationsrecht nicht entsprechend wieder. Dieses ist vielmehr explizit auf die Verbesserung der Wirtschaftlichkeit und effiziente Entscheidungsstrukturen der Krankenversorgung ausgerichtet. Dem dient das auch für Universitätskliniken geltende kaufmännische Rechnungswesen als Instrument, die Vermögens- und Ertragslage abzubilden. Nur ein forschungsorientierter Klinikumsvorstand vermag innerhalb dieser Organisation der Forschung bei Zielkonflikten das entsprechende Gewicht zu verleihen. Die Ausdifferenzierung der Abteilungen hat im Verbund mit der festen Bettenzuordnung eine gewisse Inflexibilität ausgelöst, die Überlegungen zu einer neuen Forschungsinfrastruktur erfordert.

Der krankenversorgungsbedingte Zuwachs an Personal hat in der Lehre als Folge der KapVO eine Erhöhung der Zulassungszahlen nach sich gezogen, in der Forschung aber nicht die notwendigen Spielräume eröffnet. Das angestrebte Ziel, den baulichen Aufwand zu reduzieren, gelang ebensowenig wie eine Eindämmung der Pflegesätze. Hier ist über Sonderpflegesätze und Sonderentgelte lediglich ein Schritt zu größerer Kostengerechtigkeit und Abflachung der Progression des Regelpflegesatzes gelungen. Eine Verbesserung der Wirtschaftlichkeit läßt sich quantitativ nicht belegen und – wegen der komplexen Einflüsse auf den Ertrag – wohl auch nicht nachweisen. Die angesichts der interdisziplinären Verflechtung von Medizin und Naturwissenschaften notwendige Koordination ist nur auf informellem Wege möglich, da ein übergreifendes Koordinations- und Entscheidungsorgan für Schnittstellen der Hochschulmedizin zu den anderen Fächern fehlt. Im Hochschulbereich durchaus nicht unüblichen Parastrukturen und der Bereitschaft der Beteiligten ist es zu verdanken, daß trotz der dargestellten Hemmnisse innerhalb von Sonderforschungsbereichen, von Schwerpunkten, Gemeinschafts- und Einzelprojekten erfolgreiche Forschung betrieben werden konnte.

IV. Perspektiven

Entwickelt man die Anregungen des Wissenschaftsrates von 1976 im Lichte der geschilderten Erfahrungen fort, wird man die Frage nach den Aufgaben der Universitätsmedizin akzentuierter stellen und die maßgeblichen Rahmenbedingungen wie Krankenhausplanung, Krankenhausfinanzierungssystem und Organisationsstrukturen der Hochschulmedizin kritisch betrachten müssen.

1. Aufgaben der Hochschulmedizin im Rahmen des Gesundheitssystems

In seinen Empfehlungen plädiert der Wissenschaftsrat nachdrücklich dafür, den Bereich der Krankenversorgung einzuschränken, weil durch deren Übermaß die wissenschaftlichen Aufgaben der Hochschulkliniken gefährdet wurden. Dieses Ziel verfolgt er im Rahmen der Begutachtung von Neubau- und Erweiterungsvorhaben, indem er, wenn auch mit der vom Standort gebotenen Flexibilität, den Abbau von Betten auf bestimmte fachspezifische Standardzahlen vorschreibt und von den Universitäten forschungsorientierte Strukturkonzepte einfordert, die sich in entsprechenden Bauplanungen niederschlagen. Gleichwohl ist die erwünschte Entlastung der Universitätsklinika — mangels weiterreichender Einflußmöglichkeiten — bisher nicht gelungen. Obwohl die Sozialministerien im Rahmen der Krankenhausbedarfspläne Versorgungsgebiete und Versorgungsstufen festzulegen, über Baukostenzuschüsse und Großgeräte zu entscheiden haben, ist auch bei der jüngsten Fortschreibung der Krankenhausbedarfspläne ein Konzept nicht erkennbar, die Universitätskliniken von ihren Maximalversorgungsaufgaben zu entlasten. Im Gegenteil: Kriterien wie Bettenzahl, Art und Größe der Fachabteilungen, personelle und apparative Ausstattung prädestinieren sie dazu, ihre Rolle ad calendas graecas weiter zu tragen. Eine Erklärung dürfte darin liegen, daß Bauten und Geräte für die universitäre Krankenversorgung gemeinsam von Bund und Land finanziert werden. Das Land kann damit die Finanzierungslast teurer Investitionen der Maximalversorgung bei den Universitätskliniken wenigstens zu 50 % auf den Bund abschieben. Umgekehrt sind die Spielräume des Landes, nichtstaatliche Träger zu einem Ausbau ihrer Kapazitäten zu bringen, auf Finanzierungshilfen beschränkt.

Ein weiterer Steuerungsfaktor wirkt entgegen: Krankenhäuser der Maximalversorgung fallen mit ihrem Kostenaufwand und ihren Kostensteigerungen aus dem Rahmen von Pflegesatzempfehlungen und tendieren insbesondere bei politischen Vorgaben »sozial tragbarer« Pflegesätze zu höheren Betriebsverlusten. Dies mindert die Bereitschaft kommunaler Träger, Aufgaben der Maximalversorgung zu übernehmen, ungeachtet einer gewissen Prestigewirkung eines renommierten Klinikums. Die auch auf Vorschlag der Universitäten neu eingeführten Sonderpflegesätze und Sonderentgelte haben zwar den Kostendeckungsgrad verbessert und das Problem entschärft, jedoch die Strukturen bis heute nicht zu verändern vermocht.

Um den Vorrang finanzieller und fiskalpolitischer Erwägungen vor sachlichen Aspekten auszuschließen, sollten die Finanzierungsregelungen modifiziert werden. Zu erwägen ist, den krankenversorgungsbezogenen Anteil der Investitionen der Universitätsklinika aus den Fördermitteln für Krankenhäuser zu bestreiten, zumindest aber den Universitätskliniken einen Zuschuß für ihre Versorgungsaufgabe aus Mitteln des KHG zu gewähren. Ebenso sollte das System der Sonderentgelte und Sonderpflegesätze so weiterentwickelt werden, daß es das Leistungsspektrum der Maximalversorgung abdeckt und positive Anreize für die Übernahme dieser Aufgaben auslöst. In gleicher Weise sollten die Fallpauschalen der Ambulanzen durch kostendeckende Leistungsentgelte abgelöst werden. Solange allerdings der inhaltliche Konsens über Aufgaben der Universitätsklinika im Gesundheitssystem nicht gefunden ist, behalten die beharrenden Kräfte und vorhandenen Strukturen die Oberhand.

Eine denkbare Entwicklungslinie hat die Tübinger Universität 1984 dem Beraterkreis »Entwicklung der Universitätsklinika in Baden-Württemberg« vorgelegt:

Die Frage nach den Aufgaben der Universitätskliniken in der Krankenversorgung kann sicher nicht mit dem Hinweis beantwortet werden, daß aus Gründen der Finanzierbarkeit eine weitere Zentralisierung der Maximalversorgung nur noch in den Universitätskliniken möglich sei und jede Dezentralisierung zur weiteren Kostensteigerung führen müsse. Würde man nämlich dieser Argumentation folgen, müßten alle hochdifferenzierten Verfahren in Diagnostik und Therapie in den Universitätskliniken zusammengefaßt bleiben und werden. Da ständig Neuentwicklungen für differenziertere Anwendungen erfolgen, hätte das sehr schnell zur Folge, daß die Universitätskliniken nur noch Patienten in der Maximalversorgung aufnehmen könnten, bis der Zeitpunkt erreicht wäre, an dem aus räumlichen und personellen Gründen auch die notwendigen Aufnahmen dieser Patienten nicht mehr erfolgen könnten.

Die Universitätskliniken betreiben Krankenversorgung nicht als Teil des staatlichen Gesundheitssystems, sondern zu seiner Erweiterung und Verbesserung. Eine »reine« Organisation in dem Sinne, daß an den Universitäten ausgebildet und entwickelt und nur zu diesem Zwecke Krankenversorgung betrieben wird, ist allerdings nie durchgehalten worden und würde es auch nie werden. Es wird immer Spezialkliniken wie zum Beispiel Radiologie und Strahlentherapie geben, die schon wegen der Kosten für den Patienten zentralisiert bleiben müssen. Ähnliches gilt für die Bereiche Neurologie, Neuroradiologie und Neurochirurgie. Dennoch läßt sich ein Großteil derartiger Aufgaben in genügend ausgestatteten außeruniversitären Häusern der Maximalversorgung wahrnehmen.

Die Universitätsklinika werden auch der Ort der Behandlung bei Multimorbidität und Polytraumatisierung sein, weil nur sie das für deren Behandlung notwendige breite Fächerspektrum anbieten können und für eine Forschung auf dieses spezifische Krankheitsspektrum angewiesen sind. Insoweit werden sie weiter der Ort der Behandlung Schwerkranker sein müssen. Andererseits benötigen sie für Lehre und Ausbildung, Weiterbildung und Fortbildung auch in bestimmtem Umfange stationäre und ambulante Patienten aus breit gefächerten Krankheitsbildern. Daher gilt es, die Anregung des Wissenschaftsrates aufzugreifen und zu prüfen, ob in einem mittelfristigen Zeitraum die Kliniken nicht aus einer »Kernklinik« mit Ausstattung für Sonderversorgung und entsprechendem Hintergrund für die Forschung sowie aus fünf bis sechs mit der »Kernklinik« verbundenen Krankenhäusern für Lehre, Weiterbildung und Fortbildung bestehen sollten. Auch an Standorten ohne weitere Krankenhäuser dürfen die Universitätskliniken die allgemeinen Versorgungsaufgaben aber nur in dem Umfang übernehmen, wie diese nicht durch die umliegenden Krankenhäuser abgedeckt werden können.

Um den Wissenstransfer tatsächlich zu sichern, sollte es Aufgabe der Universitätskliniken sein, auch ein straff organisiertes Fortbildungssystem zu schaffen. Man wird sonst noch Jahre darüber klagen, daß die praktisch vorgenommenen Diagnosen oder andere ärztliche Verrichtungen im klinischen Betrieb nur sehr beschränkt übernehmbar sind. Nur geregelte Pflichtfortbildung sichert den Mindeststandard in Diagnose und Therapie und gibt Gewähr für eine sinnvolle Kostendämpfung.

Um sicherzustellen, daß die neu entwickelten und zur Routine gewordenen diagnostischen und therapeutischen Methoden auch entsprechend ihrem Auftrag in anderen Stufen der Krankenversorgung eingeführt werden, sollte für jedes Versorgungsgebiet eine Sachverständigengruppe gebildet werden, die ständig prüft, welche Erkenntnisse, Methoden und Verfahren auf die einzelnen Stufen der Krankenversorgung verlagert werden können und welche überholten diagnostischen und therapeutischen Methoden nicht mehr eingesetzt werden sollten. Auf diese Weise ließe sich auch verhindern, daß die Universitätskliniken ihrer wesentlichen Aufgabe der Forschung und Weiterentwicklung entzogen werden. Durch ständige Gespräche und intensive Fortbildung ließe sich auch das ärztliche Niveau in den Häusern der unterschiedlichen Versorgungsstufen anheben.

2. Änderungen des Finanzierungssystems

Der Wirtschaftsplan eines Universitätsklinikums weist derzeit in der Regel keine gesonderten Mittel und Stellen für Forschung und Lehre aus. Der Zuschuß der Klinika wird als ein Fehlbetrag zwischen Erträgen und Aufwendungen ermittelt und steht deshalb nur insoweit in Bezug zu den universitären Aufgaben, als in den Fehlbetrag auch die nach dem Krankenhausfinanzierungsrecht vorzunehmenden Abzüge für Forschung und Lehre eingehen. Diese Abzüge sind aber, wie dargestellt, ihrerseits bis heute nicht das Ergebnis einer Kostenrechnung, sondern politische Kompromisse mit den Kostenträgern, deren Realitätsbezug durch mehrere Untersuchungen erheblich in Frage gestellt ist. Danach enthalten die pauschalen Abzüge einen erheblichen Subventionsanteil für die Krankenversorgung, der sich durch jährliche Lücken zwischen dem im Selbstkostennachweis dargestellten und dem im Pflegesatzvertrag erreichten Budget erhöht. Der staatliche Träger ist dabei je nach der Leistungsfähigkeit und Leistungsbereitschaft der Kassen Pressionen ausgesetzt, unter dem Deckmantel von Forschung und Lehre Pflegesätze zu subventionieren.

Somit wird nicht nur der Wissenschaftsetat gesetzeswidrig für die Finanzierung der Krankenversorgung in Anspruch genommen. Bei knappen Ressourcen wird der Zielkonflikt auch bei der internen Ressourcenverteilung in der Regel zugunsten der Krankenversorgung entschieden, schon unter dem Zwang, Leistungseinschränkungen wegen der damit verbundenen Einnahmeminderung möglichst zu vermeiden. Der Zielkonflikt verschärft sich durch die Praxis der Ministerien, neue Stellen in der Regel nur dann zu bewilligen, wenn sie von den Kostenträgern anerkannt werden. Da der damit verbundene Personalaufwand wiederum mit dem Prozentabzug für Forschung und Lehre mitfinanziert werden muß, bewegt sich die Zuschußspirale nach oben, gleichzeitig mindert sich der Finanzierungsspielraum für die genuinen Aufgaben des Universitätsklinikums immer mehr. Höhere Einnahmen gehen ausschließlich zugunsten der Krankenversorgung und führen nicht zur Einstellung von zusätzlichem Personal und Bewilligung höherer Verbrauchsmittel für die Forschung. Die notwendigen Ressourcen dafür lassen sich nur über eine temporäre Umschichtung innerhalb einer Klinik gewinnen. Die Aufteilung der Kliniken in zahlreiche Abteilungen, die unzureichende Personalausstattung für die Krankenversorgung und Arbeitszeitregelungen ohne entsprechenden Personalausgleich setzen dem aber immer engere Grenzen.

Dieser forschungspolitisch bedenklichen Situation kann nur durch eine Abschichtung der Ressourcen von Forschung und Lehre einerseits, Krankenversorgung andererseits abgeholfen werden. Dabei genügt es nicht, über eine Kostenrechnung den Aufwand für Forschung und Lehre realitätsnah auszugrenzen, solange die Betriebsverluste weiter aus dem Zuschuß finanziert werden müssen und kein zusätzlicher Dispositionsspielraum gewonnen wird. Ebensowenig hilft eine Abschichtung des Betriebsverlustes für Krankenversorgung im Zuschuß. Vielmehr müssen die Stellen und Mittel für Forschung und Lehre im Wirtschaftsplan gesondert ausgewiesen werden und — ähnlich wie die Drittmittel — einen besonderen Buchungskreislauf erhalten. Leistungsverflechtungen zwischen den Bereichen ist durch die Bildung von Kostenstellen und durch eine innerbetriebliche Leistungsverrechnung Rechnung zu tragen, wobei bei wahrgenommenen Mischfunktionen mit den Kostenträgern Vereinbarungen über die Verrechnungsschlüssel getroffen werden müssen.

Die Erwartung, der mit diesem Vorschlag verbundene Aufwand könne von den Trägern der Universitätskliniken ausschließlich zusätzlich finanziert werden, ist freilich nicht realistisch. Soweit es nicht gelingt, den Kostendeckungsgrad des Krankenversorgungsanteils durch die verbesserte Kostentransparenz zu erhöhen, wird es deshalb unumgänglich sein, Leistungen in besonders defizitären Bereichen, insbesondere in den Ambulanzen, auf das von Forschung und Lehre geforderte Maß zurückzuführen, um Finanzierungsspielräume zu gewinnen.

3. Organisation und Infrastruktur

Nur die Disposition über eigene Ressourcen erlaubt es den Organen für Forschung und Lehre, gegenüber den dominierenden Organen der Krankenversorgung in der Hochschulmedizin wieder eigene Forschungsakzente zu setzen. Dies enthebt aber nicht der Notwendigkeit, auch darüber nachzudenken, ob die gegenwärtigen Strukturen ein forschungsfreundliches Klima gewährleisten oder verbesserungsbedürftig sind. Dazu läßt sich, in aller Kürze, folgendes sagen:

a) Die traditionelle Trennung von Grundlagenforschung und Klinik an deutschen Universitäten hat nach Meinung von Experten maßgeblich dazu beigetragen, daß moderne naturwissenschaftliche Erkenntnisse und Methoden nur mit Verzögerung Eingang in die klinische Forschung gefunden haben, umgekehrt klinische Fragen nicht in zureichender Form von den Grundlagenfächern aufgegriffen werden konnten. Die mit dem personellen Abbau der Universitäten verbundene Trennung in theoretisch- und klinisch-medizinische Fakultäten wirkt nachgerade kontraproduktiv. Die Bemühungen gehen deshalb dahin, diese Trennung zu überwinden, zumal sich immer deutlicher zeigt, daß bahnbrechende Entwicklungen in der Diagnostik und Therapie von Krankheiten fast ausschließlich aus der Umsetzung und Anwendung naturwissenschaftlicher Grundlagenforschung erzielt wurden.

b) Die strukturellen Voraussetzungen für die notwendigen Kooperationen sind in Deutschland aber nicht günstig. Der Verbund mit den Naturwissenschaften wird durch die organisationsrechtliche Verselbständigung der Klinika nicht gerade gefördert. Überlastungen des wissenschaftlichen Personals mit Aufgaben der Krankenversorgung, der Weiterbildung zum Facharzt, ein zeitlich auf die Facharztweiterbildung ausgerichtetes Dienstrecht, Personalrichtwerte, die sich nur an Patientenparametern orientieren, erschweren es, Freiräume für längerfristig angelegte Forschungsstrukturen in den Kliniken zu schaffen.

Ein geeigneter Ansatz dafür sind Institute, Abteilungen oder Sektionen für experimentelle Medizin, die sich innerhalb der Klinika in den letzten zwanzig Jahren etabliert haben. Sie bedürfen aber, um über eine Nischenrolle hinauszukommen, der Einbindung in ein Netzwerk von Arbeitsgruppen mit thematisch verwandten Fragestellungen aus der Klinik und den Naturwissenschaften.

c) Wesentliche Impulse verdankt die klinische Forschung vor allem der Förderung durch die Deutsche Forschungsgemeinschaft und andere Förderorganisationen. Forschergruppen, Sonderforschungsbereiche und Forschungsschwerpunkte eignen sich besonders dazu, die durch Universitätsstrukturen eher gehemmte inner- und interdisziplinäre Zusammenarbeit zu fördern. Eine ebenso bedeutsame Initialzündung kommt den nach dem Modell der »Clinical Research Groups« konzipierten klinischen Forschergruppen zu, die zunächst von privaten Stiftungen an einzelnen Max-Planck-Instituten und Universitätsklinika finanziert, nunmehr auch in das Programm der Deutschen Forschungsgemeinschaft übernommen wurden.

d) Alle diese Initiativen bleiben indes ohne nachhaltige Wirkung, wenn nicht die Grundstrukturen an den Universitätsklinika selbst verbessert werden. Die Grundausstattung für die Einwerbung von Drittmitteln muß entscheidend verbessert werden.

Die Personalausstattung der Klinika muß so ausgelegt sein, daß den forschend tätigen Assistenten ausreichend Zeit für den Erwerb von Zusatzqualifikationen und deren Anwendung in klinischen Forschungsprojekten bleibt, ohne gleichzeitig vom Krankenhausbetrieb absorbiert zu werden. Diese Voraussetzungen können gegebenenfalls in Verbindung mit Stipendien geschaffen werden. Das Personalrecht ist mit entsprechenden Regelungen des Urlaubsrechtes und der Nichtanrechnung solcher Qualifikationszeiten weiterzuentwickeln.

e) Eine große Bedeutung kommt auch der Integration von Absolventen der Naturwissenschaften und der Theoretischen Medizin zu. Die dafür benötigten Stellen dürfen nicht nur für Dienstleistungen, sondern müssen auch für die klinische Forschung vorgesehen werden, ohne daß eine Anrechnung auf den Stellenplan oder auf Zulassungskapazitäten erfolgt. Dabei ist für die akademische Qualifikation dieser Mitarbeiter Sorge zu tragen.

f) Die Verklammerung von Medizin und Naturwissenschaften sollte darüber hinaus durch neue Strukturen gefördert werden, die die bestehenden, nach anderen Gesichtspunkten (Lehre, Krankenversorgung) geordneten Organisationseinheiten ergänzen. Als Vorbild können interdisziplinäre Forschungszentren und interfakultäre Forschungsinstitute in den angelsächsischen Ländern dienen, die gemeinsame Forschungsvorhaben initiieren und koordinieren und daneben das Graduiertenstudium für den wissenschaftlichen Nachwuchs der beteiligten Fächer tragen.

g) Zu den notwendigen strukturellen Verbesserungen gehört schließlich ein adäquates Angebot an Forschungslaboratorien, das den qualitativen Anforderungen an moderne chemisch, biochemisch, physiologisch oder zellbiologisch ausgerichtete Arbeitsmethoden genügt. Die unzureichende Ausstattung der meisten Universitätsklinika erweist sich als das größte Hindernis, stärker forschungsorientierte Professoren zu berufen und bereits konzipierte Drittmittelprojekte durchzuführen. Auch hier werden angesichts des auf Jahre noch angespannten Hochschulbauetats neue Wege der Finanzierung unumgänglich sein.

V. Schluß

Auf Zielfindung und Zielkonflikte innerhalb der Universitätsklinika wirkt ein komplexes Bündel von Kräften der Gesundheitspolitik, der Wissenschaftspolitik, der Finanzierungssysteme, überkommener Organisations- und Fächerstrukturen, aber auch internationaler Wissenschaftsentwicklung ein, die im einzelnen nur schwer in Einklang zu bringen sind und manche Widersprüche und Fehlentwicklungen erklären. Unser Bestreben muß es sein, dem Vorrang von Forschung und Lehre gegenüber allen Bemühungen, die Universitätskliniken aus fiskalpolitischen Interessen mit Krankenversorgungsaufgaben zu überlasten, Geltung zu verschaffen. Die allseits erwartete ständige Verbesserung der Leistungen unseres Gesundheitssystems ist nur dann zu realisieren, wenn den Hochschulklinika die notwendige Freiheit gewährleistet wird, ihre universitären Aufgaben zu erfüllen.

Schlußwort

von Dietrich Rössler

Dieses Symposion sollte seinen Sinn zunächst in sich selbst haben: in den Gesprächen, die hier geführt wurden, im Austausch zwischen verschiedenen Gruppen und durch die Beiträge der einzelnen Teilnehmer, die sich sicherlich nicht fremd waren, die aber hier Gelegenheit haben sollten, wichtige Fragen, grundsätzliche ebenso wie praktische, unter verschiedenen Aspekten miteinander zu besprechen. Hierbei lastete auf den Teilnehmern nicht die Erwartung, daß daraus nun gleich etwas Handgreifliches und Sichtbares würde folgen müssen. Der Sinn dieses Symposions sollte zunächst in der Verständigung selbst liegen. Es hat sicherlich vorher und vielleicht auch im Verlauf des Zusammenseins hier und da gewisse »thematische Berührungsängste« gegeben. Wir dürfen annehmen, daß sie jetzt zumindest geringer geworden sind. Es hat sich gezeigt, daß Gespräche in einem solchen Kreis möglich sind, und zwar ausnahmslos über alle Themen, die als wichtig angesehen werden konnten. Allein das ist ein bemerkenswertes Ergebnis.

Mittelpunkt der Besprechungen war die dreifache große Aufgabe der Universitätskliniken: Krankenversorgung, Forschung und Lehre. Als ein besonders eindrückliches Ergebnis der Gespräche darf die allgemeine Einsicht gelten, daß diese drei Grundaufgaben nicht in einem einfachen Prioritätsverhältnis zueinander gesehen werden können. Es trifft nicht zu, daß eine als die wichtigste bezeichnet werden könnte und die anderen so oder so daran anschließen. Ebensowenig wäre es richtig, von einer Behinderung der einen Aufgabe durch die anderen zu sprechen. Alle drei Grundaufgaben stehen in einer wechselseitigen Abhängigkeit zueinander und müssen in diesem Kontext verstanden werden. Jede dieser Aufgaben hat ihre Voraussetzungen in den beiden anderen und könnte ohne sie nicht sachgemäß wahrgenommen werden. So ist der akademische Unterricht nicht denkbar ohne eine breite und intensive Krankenversorgung und ohne erfahrene Lehrer. Die Krankenversorgung selbst benötigt tüchtige Ärzte und in aller Regel fordert sie, daß in unserer hochspezialisierten Medizin spezialisierte und wissenschaftlich besonders kompetente Ärzte herangezogen werden können. Ohne Forschung würde die Lehre nicht mehr als eine Art handwerklicher Unterricht sein können. Krankenversorgung und ärztliche Ausbildung stehen also in einer unmittelbaren Wechselbeziehung. Denkt man sich die Forschung als übergeordnete Aufgabe, so wirkt sie durch ihre Spezialisierung auf die Krankenversorgung und durch die Verwissenschaftlichung auf den Unterricht ein. Von einem Arzt, der in eigener Verantwortung handeln können soll, muß dabei verlangt werden, daß er zur Selbständigkeit auf seinem Gebiet ausgebildet ist. Das aber kann nur gelingen, wenn er Berührung mit den Problemen der Forschung erfahren hat. Man muß die Maximalversorgung, mit der die Aufgabe der Universitätskliniken in der Regel bezeichnet wird, dahin präzisieren, daß es um eine maximale Diagnostik und eine maximale Therapie, vor allem bei hochspezialisierten Krankheitsproblemen geht. Aus dem Gesagten ist leicht abzuleiten, daß auf keine der Grundaufgaben der Universitätskliniken verzichtet werden kann: Krankenversorgung, Forschung und Lehre werden im gleichen Maße gebraucht.

Die Fülle der Gesichtspunkte und der Themen, die in den Diskussionen behandelt worden ist, läßt sich nicht zusammenfassen und nicht resümieren. Vielleicht darf man sagen, daß sich zwei Gruppen von Themen oder Problemen herausgebildet haben, die sich auf charakteristische Weise unterscheiden: Eine Gruppe solcher Probleme scheint eher entwicklungsoffen zu sein, eine andere dagegen eher entwicklungsresistenter. Zu den letzteren Themen gehören etwa die Kapazitätsverordnung, die Approbationsordnung, der Status der Universitätskliniken im Rahmen der Krankenhauspolitik im ganzen, – Faktoren und Verhältnisse, an denen sich vermutlich kurzfristig kaum effiziente Veränderungen werden herbeiführen lassen. In diese Gruppe gehört ferner die Stellung der Forschung im öffentlichen und im politischen Bewußtsein und schließlich das Problem, wie die drei großen Grundaufgaben der Universitätskliniken ihre wechselseitige und gemeinsame Bedeutung auch im Bewußtsein der staatlichen Verwaltung werden gewinnen können. Zu den entwicklungsoffenen Themen sind zweifellos Schwerpunktbildungen an den einzelnen Universitäten zu zählen, aber auch Strukturveränderungen, die die Beziehung der Grundlagenforschung zur angewandten Forschung betreffen, vielleicht auch eine Entkrampfung der Mittelverwaltung und ein größerer Einfluß der einzelnen Universitäten auf die Ausbildungspläne. Bei dieser Gruppe der entwicklungsoffeneren Themen handelt es sich also vorwiegend um Aufgaben, die von den Universitätskliniken selbst zu lösen wären. Dazu gehören nicht zuletzt eine Förderung der »Forschungs-Gesinnung« und die wissenschaftliche Aufgabe, Rolle und Organisation der Wissenschaft in einer Universitätsklinik präzise zu bestimmen.

Aus der Diskussion aller dieser Fragen lassen sich drei Themenkreise noch einmal besonders hervorheben:

1. Die Krankenversorgung und der Unterricht an den Universitätskliniken
   sollten nach Möglichkeit auf eine breitere Basis gestellt werden. Dazu
   könnten regional benachbarte Krankenhäuser vielleicht noch intensiver
   herangezogen und in die Aufgaben des Universitätsklinikums integriert
   werden.
2. Die Ausbildung sollte sich deutlicher und intensiver an den Gegebenhei-
   ten der einzelnen Ausbildungsstätten orientieren. Ausbildungspläne dürften nicht so aufgestellt werden, als hätten sie Priorität vor allen anderen
   Aufgaben und als müßte sich beispielsweise die Krankenversorgung nur
   nach den Bedürfnissen der Ausbildung richten. Auch müßte auf die Aus-
   bildungsbelastung der Universitätslehrer entsprechend Rücksicht genommen werden. Das aber bedeutet, daß die einzelnen medizinischen Fakultäten sich selbst mit den Ausbildungsfragen deutlicher befassen müßten:
   Die Lehre, ihre Schwerpunkte und ihre Organisation müßten zum Thema
   in den Fakultäten selbst gemacht werden.
3. Die Strukturen des Forschungs- und Wissenschaftsbetriebs sollten nicht
   festgeschrieben, sondern flexibel gestaltet und jeweils neu geordnet werden können. Das wichtigste Beispiel dafür ist die wissenschaftliche Sektion als Schwerpunktmodell, in dem Professuren und Arbeitsgruppen
   unter einem übergeordneten Thema zusammengefaßt werden könnten.
   Hier ließen sich schon durch neue Organisationen aus den bestehenden
   Einrichtungen und personellen Ressourcen viele Chancen wahrnehmen,
   wenn die Einstellung der Universitätskliniker zu diesen Zielen mehr ver-
   sachlicht würde.

Zur Funktion von Forschung und Wissenschaft in ihrem Zusammenhang mit
Krankenversorgung und Lehre war es die gemeinsame Überzeugung aller
Teilnehmer, daß Einbußen oder gar Verzichte in der Forschung zu Gunsten
von Lehre und praktischem Unterricht zu einer Gefahr für das Niveau des
Ärztestandes werden müßten und damit zu einer langfristigen Schädigung
der allgemeinen Krankenversorgung führen würden. Auch im Blick auf die
Behandlung des einzelnen Kranken in der Universitätsklinik bedeutet ein
solcher Verzicht auf Forschung und Wissenschaft nichts anderes als einen di-
rekten Widerspruch zum ärztlichen Auftrag überhaupt.

Verzeichnis der Autoren

JOHANNES DICHGANS, Prof. Dr., Neurologische Universitätsklinik Tübingen

DIETRICH VON ENGELHARDT, Prof. Dr., Medizinische Universität zu Lübeck, Institut für Medizin- und Wissenschaftsgeschichte

MANFRED ERHARDT, Prof. Dr., Ministerialdirektor, Ministerium für Wissenschaft und Kunst Baden-Württemberg

GEORGES FÜLGRAFF, Prof. Dr., Berlin

HERMANN HEIMPEL, Prof. Dr., Medizinische Universitätsklinik Ulm

ROLF KELLER, Prof. Dr., Ministerialrat, Ministerium für Justiz, Bundes- und Europaangelegenheiten Baden-Württemberg

KURT KOCHSIEK, Prof. Dr., Medizinische Universitätsklinik Würzburg

DIETRICH RÖSSLER, Prof. Dr. Dr., Evangelisch-theologisches Seminar Tübingen, Praktisch-theologische Abteilung

GEORG SANDBERGER, Prof. Dr., Kanzler der Universität Tübingen

HANS DIERCK WALLER, Prof. Dr. Dr., Medizinische Universitätsklinik Tübingen

Teilnehmer am Blaubeurer Symposion

Prof. Dr. Michael Bamberg
Radiologische Universitätsklinik
Abt. für Strahlentherapie
7400 Tübingen

Dr. Winfried Benz
Generalsekretär
Wissenschaftsrat
Marienburgstraße 8
5000 Köln 51

Prof. Dr. Richard Brinkmann
Im Rotbad 30
7400 Tübingen

Prof. Dr. Johannes Dichgans
Neurologische Universitätsklinik
Klinikum auf dem Schnarrenberg
Hoppe-Seyler-Straße 3
7400 Tübingen

Dr. Heinz Doerner
Verwaltungsdirektor des
Universitätsklinikums
Geissweg 3
7400 Tübingen

Prof. Dr. Dietrich v. Engelhardt
Medizinische Universität zu Lübeck
Institut für Medizin- und
Wissenschaftsgeschichte
Ratzeburger Allee 160
2400 Lübeck 1

Prof. Dr. Manfred Erhardt
Ministerialdirektor
Ministerium für Wissenschaft
und Kunst Baden-Württemberg
7000 Stuttgart

Prof. Dr. Eduard Farthmann
Chirurgische Universitätsklinik
Hugstetter Straße 52
7800 Freiburg

Prof. Dr. Georges Fülgraff
Clausewitzstraße 8
1000 Berlin 12

Prof. Dr. Alfred Gierer
Max-Planck-Institut für
Entwicklungsbiologie
Spemannstraße 35/4
7400 Tübingen

Albrecht Hasinger
Staatssekretär a. D.
Wachstraße 1
1000 Berlin 27

Prof. Dr. Hans Heimann
Psychiatrische Universitätsklinik
Osianderstraße 22
7400 Tübingen

Prof. Dr. Hermann Heimpel
Medizinische Universitätsklinik
7900 Ulm

OMR Prof. Dr. Dietfried Jorke
Jenertal 25
O-6900 Jena

Prof. Dr. Rolf Keller
Ministerialrat
Ministerium für Justiz, Bundes-
und Europaangelegenheiten
Baden-Württemberg
Postfach 10 34 61
7000 Stuttgart

Prof. Dr. Kurt Kochsiek
Medizinische Universitätsklinik
Josef-Schneider-Straße 2
8700 Würzburg

Prof. Dr. Wolfgang Küsswetter
Orthopädische Universitätsklinik
Klinikum auf dem Schnarrenberg
7400 Tübingen

Thomas Leppin
Deutsche Forschungsgemeinschaft
Kennedyallee 40
5300 Bonn 2

Helmut Meinhold
Lt. Ministerialrat
Ministerium für Wissenschaft
und Kunst Baden-Württemberg
7000 Stuttgart

Prof. Dr. Claudia Müller
Medizinische Universitätsklinik
Sektion für Transplantationsimmuno-
logie und Immunhämatologie
Auf dem Schnarrenberg
7400 Tübingen

Anton Pfeifer
Parlamentarischer Staatssekretär
Ministerium für Jugend, Familie
und Gesundheit
5300 Bonn 2

Prof. Dr. Dr. Dietrich Rössler
Evangelisch-theologisches Seminar
Praktisch-theologische Abteilung
Hölderlinstraße 16
7400 Tübingen

Prof. Dr. Georg Sandberger
Kanzler der Universität Tübingen
Wilhelmstraße 5
7400 Tübingen

Prof. Dr. Ludger Seipel
Medizinische Universitätsklinik
Auf dem Schnarrenberg
7400 Tübingen

Prof. Dr. Hans-Konrad Selbmann
Institut für Medizinische Informa-
tionsverarbeitung der Medizinischen
Fakultät
Westbahnhofstraße 55
7400 Tübingen

Dr. Adolf Theis
Präsident der Universität Tübingen
Wilhelmstraße 5
7400 Tübingen

Prof. Dr. Dr. Hans Dierck Waller
Medizinische Universitätsklinik
Auf dem Schnarrenberg
7400 Tübingen

Prof. Dr. Hans Peter Zenner
Universitätsklinik für Hals-, Nasen-
und Ohrenheilkunde
Silcherstraße 5
7400 Tübingen

Prof. Dr. Eberhart Zrenner
Universitäts-Augenklinik
7400 Tübingen

Blaubeurer Symposien

Die wissenschaftliche Reihe praktizierter Interdisziplinarität

Richard Brinkmann (Hrsg.)
Natur in den Geisteswissenschaften I
Mit einem Vorwort von Walter Jens
1988. X und 211 Seiten. Ln.
DM 68,–. ISBN 3-89308-015-5

Mit Beiträgen von Manfred Riedel, Ulrich Köpf, Dietmar Willoweit, Ulrich Herrmann, Otto Friedrich Bollnow, Eugenio Coseriu, Wolfgang Raible, Jan Bialostocki, Heinrich Schipperges, Eberhard Wölfel, Hasso Hofmann, Ernst Wolfgang Böckenförde.

Dietrich Rössler und
Hans Dierck Waller (Hrsg.)
Medizin zwischen Geisteswissenschaft und Naturwissenschaft
1989. VIII und 173 Seiten. Ln.
DM 58,–. ISBN 3-89308-050-3

Mit Beiträgen von Dietrich von Engelhardt, Fritz Hartmann, Klaus Hartmann, Eberhard Buchborn, Heinz Pichlmaier, Hans Heimann, Adolf Laufs und Ernst Luther.

»Trocken ist allenfalls der Titel dieses Medizinbuches, die Beiträge selber sind fast spannend zu lesen: Renommierte Wissenschaftler nehmen Stellung in und zu der gegenwärtigen Debatte um den Begriff und das Selbst- und Fremdverständnis eines Faches. Wo steht die »Medizin als Wissenschaft«? Wie steht's um das Verhältnis von »Medizin und Gesellschaft«, wie steht's mit der Beziehung zwischen »Medizin und Recht«? Was heißt »Medizinische Ethik« – im Marxismus, beispielsweise? Und schließlich, was meint »Medizin als Kunst«? Kein Lehrbuch, ein Lesebuch – und nicht nur für MedizinerInnen.

Attempto Verlag

»Gegen die Banalität des Bösen«

Vier jüdische Philosophinnen — bei Attempto

Reiner Wimmer
Vier jüdische Philosophinnen
Rosa Luxemburg, Simone Weil,
Edith Stein, Hannah Arendt
2. Auflage 1991, kt., 308 Seiten
DM 34,80. ISBN 3-89308-105-4

»Dieses Werk ist eine glückliche Synopse, eine Zusammenschau von Leben und Werk vier der bedeutendsten und anregendsten Frauen unseres Jahrhunderts.« (*Christ in der Gegenwart*, im Dezember 1990)

»Reiner Wimmer ist eine Erinnerungs- und Hoffnungsarbeit gelungen. Hilfreich kommentierend hält er sich aus Respekt vor den vier jüdischen Philosophinnen zurück. Er zeichnet sie in ihrer Nähe und Entfernung von uns nach. Ihr Wirken beschämt und ermutigt uns.« (*Deutsches Allgemeines Sonntagsblatt*, im November 1990)

Das Schicksal dieser vier jüdischen Philosophinnen ist nicht vom kollektiven Schicksal zu trennen, das der Nationalsozialismus den europäischen Juden bereitet hat. Rosa Luxemburg wurde von den Vorläufern der Nazi-Bewegung ermordet, Edith Stein im Konzentrationslager umgebracht, Simone Weil und Hannah Arendt gingen ins Exil.

Gemeinsam ist den vier Frauen, daß sie militaristische und totalitäre Tendenzen ihrer Zeit scharfsinnig analysierten. Wenn auch der philosophische ›Stoff‹, das Sujet ihrer Werke keine explizit jüdischen Quellen hat, so kommt doch die von ihnen gelebte Einheit von Denken und Handeln, Theorie und Praxis aus einem ganz spezifisch jüdisch-messianischen Zukunftsglauben.

Noch immer werden sie mehr gelobt und zur Zeugenschaft zitiert als wirklich gelesen. Dabei könnten gerade die Aktualität, die Originalität und Konsequenz im Leben und Werk dieser Frauen ein Stachel sein, persönliche und gesellschaftliche Lebensentwürfe aufs neue zu überdenken — und womöglich auch zu korrigieren.

Zum hundertsten Geburtstag
von Edith Stein:

Waltraud Herbstrith (Hrsg.)
Denken im Dialog
Zur Philosophie Edith Steins
erscheint im September 1991
brosch., ca. 200 Seiten
ca. DM 29,80
ISBN 3-89308-133-x

Attempto Verlag Tübingen

In diesem Band werden zum ersten Mal Beiträge aus den verschiedensten Perspektiven zur Philosophie von Edith Stein veröffentlicht. Die AutorInnen untersuchen die Grundintentionen des Steinschen Denkens in seiner frühen und späten Phase. Der Begründer der Phänomenologie, Edmund Husserl, sowie die Kollegen Edith Steins, z. B. Roman Ingarden und Fritz Kaufmann, waren nicht glücklich über die religiöse Wendung der begabten Philosophin. Doch auch als Christin ist sie die Phänomenologin geblieben, die »zu den Sachen selbst« vorstieß. Sie wollte in ihrer »Philosophie des Ausgleichs« nicht ein abgeschlossenes christliches Schulsystem weitertradieren, sondern es im Gespräch als »Denken im Dialog« aufbrechen.

Edith Stein lebte ab 1938 im Karmel Echt in Holland. 1942 wurde sie in Auschwitz ermordet. Am 12. Oktober 1991 würde Edith Stein hundert Jahre alt.